DR. LU SAID SOMETHING ABOUT LUNG CANCER

卢医生说肺癌那些事

卢凯华 主编

江苏凤凰科学技术出版社

图书在版编目（CIP）数据

卢医生说肺癌那些事 / 卢凯华主编 . -- 南京 : 江苏凤凰科学技术出版社 , 2019.11（2020.5 重印）
ISBN 978-7-5713-0632-8

Ⅰ . ①卢… Ⅱ . ①卢… Ⅲ . ①肺癌 – 防治 Ⅳ . ① R734.2

中国版本图书馆 CIP 数据核字 (2019) 第 247105 号

卢医生说肺癌那些事

主　　编　卢凯华
责任编辑　樊　明　葛　昀
责任校对　杜秋宁
责任监制　方　晨

出版发行　江苏凤凰科学技术出版社
出版社地址　南京市湖南路 1 号 A 楼，邮编：210009
出版社网址　http://www.pspress.cn
印　　刷　合肥精艺印刷有限公司

开　　本　718 mm × 1000 mm　1/16
印　　张　11.75
字　　数　110 000
版　　次　2019 年 11 月第 1 版
印　　次　2020 年 5 月第 2 次印刷

标准书号　ISBN 978-7-5713-0632-8
定　　价　49.80 元

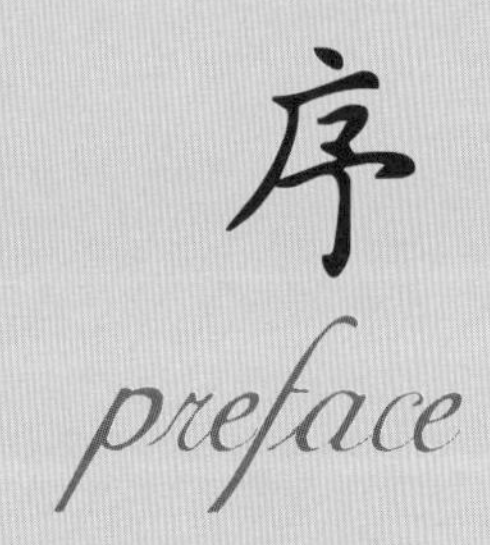

序

不知不觉，我们的时代和医学已经到了一个新阶段。

美国免疫学家詹姆斯·艾利森（James P. Allison）和日本免疫学家本庶佑（Tasuku Honjo）因为在肿瘤免疫领域做出的贡献，荣获 2018 年诺贝尔生理学或医学奖。这意味着，癌症或将得到治愈。

在梦想成真之前，全球的临床医生们依然在努力和肿瘤开展医术狙击，对不专业的虚假信息进行辟谣，与进入社区的病患和他们的家属进行交流和开展延伸服务。

肺癌是发病率和死亡率增长最快、对人群健康和生命威胁最大的恶性肿瘤之一，肺癌的防治是全世界范围内的重大医疗课题，肺癌患者的治疗和术后生存以及家人的生活质量，更是亟需面对的社会问题。

我们欣喜地看到，中国医生对肺癌的治疗水平已经跻身世界一流。不仅如此，面对肺癌人群及其家属，中国医生团队的服务还延伸至医前防范、医后康复与慰藉，给予极大的医疗人文关怀。这不仅是贯彻和践行“健康中国”“健康江苏”建设，“治已病与治未病”并重，并向院前院后延伸医疗服务的实践，更是医者仁心的初心与担当。

“有时是治愈，常常是帮助，总是去安慰。”长眠在纽约东北部撒拉纳克湖畔的特鲁多医生的墓志铭早就为医生这个职业的要义画像。的确，一名好的医生不仅要医术精湛，更要医者仁心。病床、手术刀、无影灯不冰冷，因为大医精诚，有了人心的抚慰，有了温暖的关怀，医院以及由它延伸出去的院外治疗和医学社群，就会燃起爱的温暖，进而驱逐寒冷。

我们欣喜地看到，卢凯华医生从美国学成归来后，没有水土不服，而是难能可贵地将美国的经验带回中国，并致力于将其本土化，帮助“带瘤生存”的重生者和家人生活得更精彩、更温暖。

卢凯华医生是江苏省人民医院肺癌多学科治疗团队的创建人，

1999 年参与筹建省人民医院肿瘤科，2009 年建立省人民医院肺癌多学科治疗团队，全面推进肺癌患者“全程化管理”，2010 年至 2011 年在美国 MD Anderson 肿瘤中心深造。不仅如此，在工作如此繁忙的情况下，她还主动创立“卢医生肺爱之家”，这个互联网技术推动下的医学创新平台，为医患互动和肿瘤全程管理提供全方位服务。

从“卢医生肺癌之家”到“卢医生肺爱之家”，无论名称如何改变，精髓不变：重视患者的精准诊疗和全程化管理，通过线上线下的专业指导和社群服务，帮助病患及其家人精神互助、互相帮持；不仅治疗患者的身体，更重视其心灵的痊愈，不仅关注患者本身，更重视其家庭的整体和谐，最终帮助患者回归家庭、回归社会……这种创新的诊疗与服务模式正在积极探索中，希望成为“中国范本”。

放眼世界历史长河，我们看到，医学尽管取得了长足的进展和重大突破，但是未知领域依然存在诸多新的空间亟待探索。在这一进程中，正是有着一群可贵的医疗工作者，他们仿佛“燃灯者”，凭借勇气、爱与智慧，在这条路上不懈探索，并始终不忘给患者和家庭以慰藉。正是这样的职业精神和专业精神，以及超越专业之上的博爱与终极关怀，才使得在医治的道路上，医患可以携手同行，不断突破极限，挑战更广阔的空间，获得更为温暖的治愈和追求治愈的无限可能。

卢凯华和她的团队，就是这样的“燃灯者”。我以我们医院有这样的同仁为荣。我很高兴看到这本书的出版，这是对卢医生团队近年来坚持的医学科普进行的一番总结和传播。希望本书的出版能对提高民众医学科普知识水平起到积极的推动和示范作用。

江苏省抗癌协会会长

江苏省人民医院党委书记 唐金海

2019 年 10 月 8 日

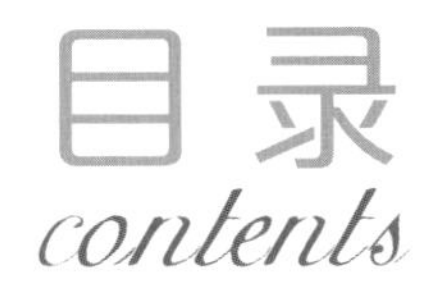

肺常问

肺常爱

肺常道

附录 143

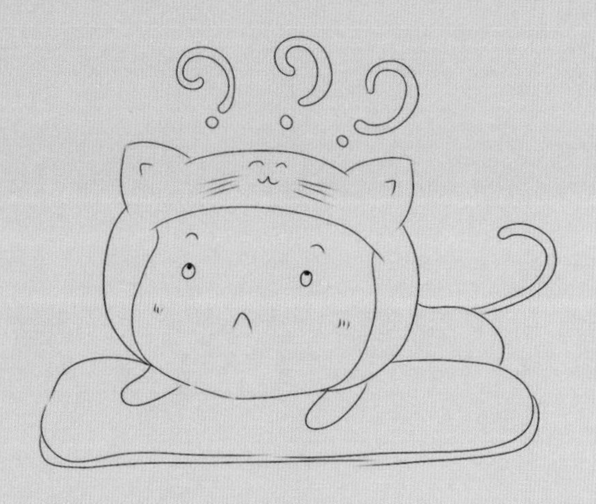

肺常问

对于肺癌患者和家属来说，“肺癌”的诊断结果无异于晴天霹雳。

为什么是我——患者的第一个问题；不能告诉患者——家属的第一想法。患者应该怎样配合治疗？家属应该怎样告知真实病情?

本篇将围绕“怎么饮食”“怎么运动”“怎么复查”等九大患者和家属最为关心的问题，给出卢医生的解答。

吃，还是不吃，怎么吃？

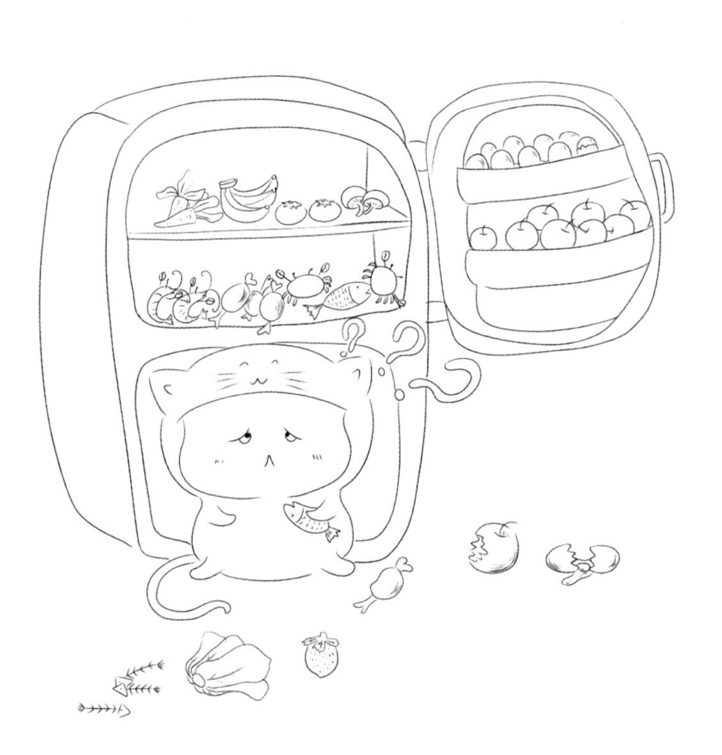

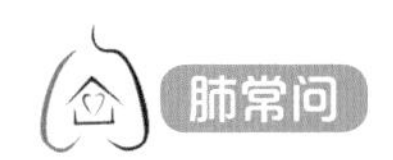

在临床工作中，很多肺癌患者家属都会询问关于患者饮食的问题。俗话说“三分治疗七分养”，饮食调理在我们的日常生活和疾病治疗中发挥着非常重要的作用。在患者的治疗和康复期间，如何从饮食上协助，患者和家属们常存有很多顾虑，害怕吃错。因此，本书开篇将围绕患者和家属共同的难题，教大家怎么吃，给肺癌患者更为专业的指导。

门诊连线

73 岁的姚先生在子女的陪伴下来复诊，情绪特别低落。卢医生看了复查的体检报告后对他说：“您各方面检查结果都很不错，注意回家多加运动，加强营养。”姚先生的女儿立即接着问卢医生：“这段时间，我爸爸的胃口不是特别好，也不知道应该吃点什么。有什么不能吃的吗？”

卢医生说 放心大胆地吃

从姚先生恢复的情况来看，他的病情控制得不错。这个阶段，医生一般都会建议患者增加营养并注意膳食营养的平衡。对于如何吃，也是很多手术后患者经常问到的问题。和所有肿瘤切除、放疗、化疗的肿瘤患者一样，肺癌患者在与疾病的“斗争”过程中，除了要接受临床医生的专业指导，关键还要注意饮食调理。只有重视饮食调理，摄取合理的营养物质，患者才能增强机体的抵抗力，提高对肿瘤治疗的耐受力，确保治疗计划顺利地完成。总体而言，什么都可以吃，但一定要戒烟戒酒。

卢医生说 没有必要忌口

很多肺癌患者害怕补充的营养会被肿瘤利用，更怕吃“发物”造成肿瘤的复发，还有很多患者抱着“饿死”肿瘤的想法，这不吃那不吃，造成营养不良，体重减轻，免疫力下降，使病情恶化。

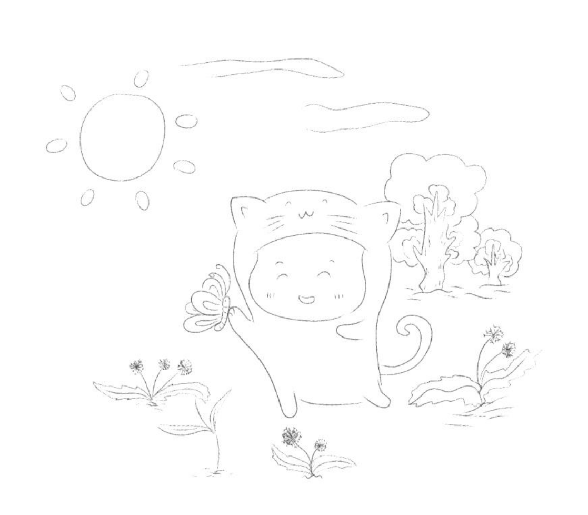

其实，“饿死”肿瘤根本是无稽之谈。科学研究表明，即使外源营养不足，肿瘤仍能从体内不断获取所需的营

养物质。而适当均衡的营养可使患者体质改善，免疫力增强，精神面貌提升。

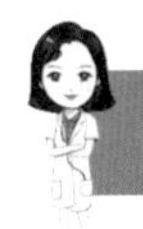

卢医生说 牛羊肉可以吃，鸡鸭鹅也可以吃

很多肺癌患者会问卢医生：能吃牛羊肉吗？鸡汤能喝吗？老鹅能吃吗？海鲜能吃吗？卢医生说，这些都可以吃。在非治疗期，是建议饮食总量增加的。民以食为天，均衡而富有营养的食补，可以使因化疗、放疗引起的体质下降通过后期饮食调理得到恢复。

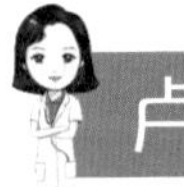

卢医生说 饮食配方宜选用高脂肪、低糖食物

肿瘤细胞采用葡萄糖酵解的方式获取能量。为限制营养治疗对肿瘤细胞的营养作用，肿瘤患者宜选择高脂肪、低糖的食物搭配，加强营养物质的摄入，有利于配合化疗、放疗。但是注意一点，低糖饮食不代表无糖饮食，也不是不可以吃“糖”。

高脂肪食物链接：

肉类：牛肉、羊肉、猪肉、鸡肉、动物内脏。

鱼类及其他水产品：鲫鱼、鲤鱼、黄鳝、蟹肉、虾。

蔬菜： 芦笋、茄子、扁豆、莴苣、豌豆。

低糖食物链接：

蔬菜： 芦笋、竹笋、小白菜、芹菜、黄瓜、茄子、萝卜、菠菜、豆芽。

水果： 苹果、李子、草莓、樱桃、橙子、桃子、梨。

谷物： 全麦麸、燕麦麦麸、加工后的熟大麦。

零食： 杏仁、南瓜子、芝麻、核桃、榛子。

患者要控制体重，避免过轻或过重。建议：每日摄入食物中，

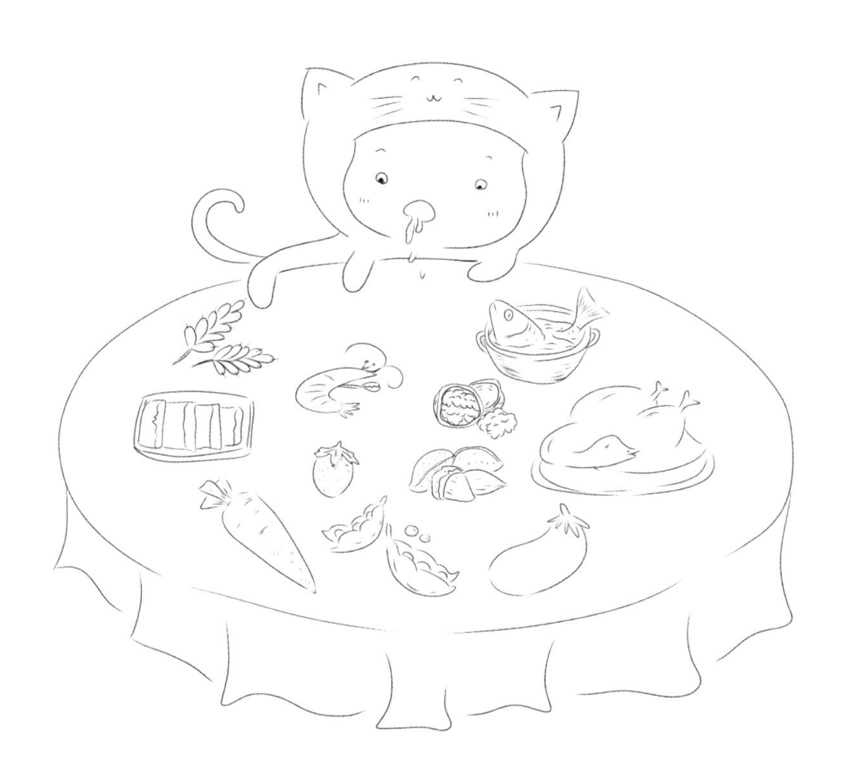

蔬菜、水果、谷类、豆类占 2/3；每日食用 5 种以上果蔬，摄入量为 300~500 克；五谷类每日摄入 200~400 克；最好吃鱼和家禽以替代红肉，红肉（牛肉、羊肉、猪肉）每日摄入量不应超过 90 克（治疗期间患者消耗过大，可以适当放宽）；不饮酒；不吃烧焦、煎烤的食物。同时需要注意的是，由于肺癌患者营养状况较差，免疫功能低下，过分强调忌口使食谱过窄，会导致患者摄入营养不全面，不利于康复。因此，肺癌患者不应过分强调忌口。

医务人员及患者家属针对肺癌患者的特点制订科学合理的饮食调理计划，有利于提高患者的免疫力，使之更好地接受治疗，走向康复。

动，还是不动，怎么动？

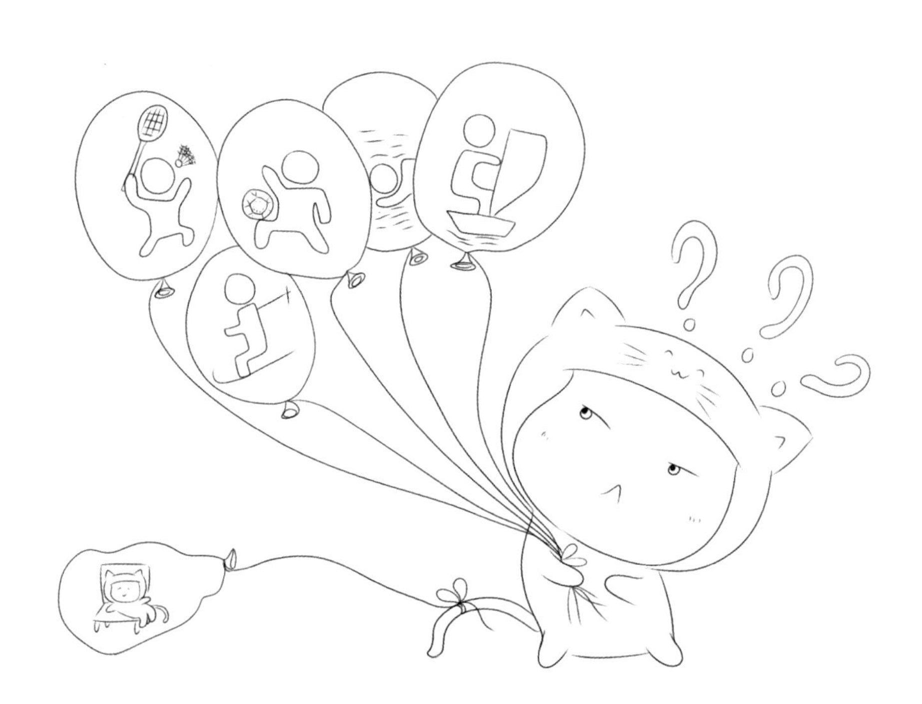

临床上关于肺癌术后恢复问得比较多的另一个问题，就是术后能不能运动，怎么运动才合适。临床肺癌就诊患者除了有嗽咳、咯血、胸痛外，还多有胸闷、气喘等症状。我们一般建议患者做一些强身健体的呼吸锻炼，包括康复操。卢医生在这个小节聊一聊，如何运动可以让肺癌术后患者更好地康复和生活。

门诊连线

81岁的杨先生，在其他医院做CT发现了肺部结节，已消炎治疗两个多月，肺结节没有变小。到卢医生这边就诊时，杨先生被要求再做一次增强CT检查。看了报告后，卢医生建议家属要认真对待杨先生的这个问题，最好做一个肺部结节切除手术。刚开始家里人很纠结——他已经这么大岁数，再动一次手术，人会不会吃不消？卢医生说，只要患者身体综合评估符合手术要求，术后配合医生做好康复训练，就能延长生命和提高生存质量。在术后3个月的复诊中，杨先生各方面的指标和状态都不错。

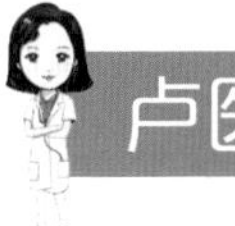

卢医生说 运动康复要分阶段，分层次，慢推进

患者可根据病情稳定情况尽早开始运动康复。我们希望根据每

个患者的特殊情况制订个性化运动康复锻炼方案，根据患者病情的变化情况，考虑运动康复的阶段性、层次性。运动需要循序渐进、持之以恒，也要注意发生感冒、发热、疲劳等情况时，暂停运动。天气不佳时要改为室内运动，有疑问要及时就诊。

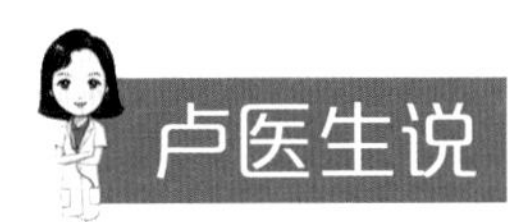

卢医生说 熟练运用呼吸方法

1. 深呼吸：患者麻醉清醒后，每隔 2 小时左右深呼吸 15 次，直到 48 ~ 72 小时胸腔引流管拔除为止。

2. 腹式呼吸：患者仰卧，两手分别放于胸、腹部，膝关节屈曲。深吸气时，尽可能地使腹部膨起，放于腹部的手随着腹部的隆起而抬高，被确认为吸气有效。然后，将空气慢慢地吐出，放于腹部的手向内上方按压，帮助膈肌上移。使用腹肌咳嗽，双手合拢放于上腹部，帮助用力。

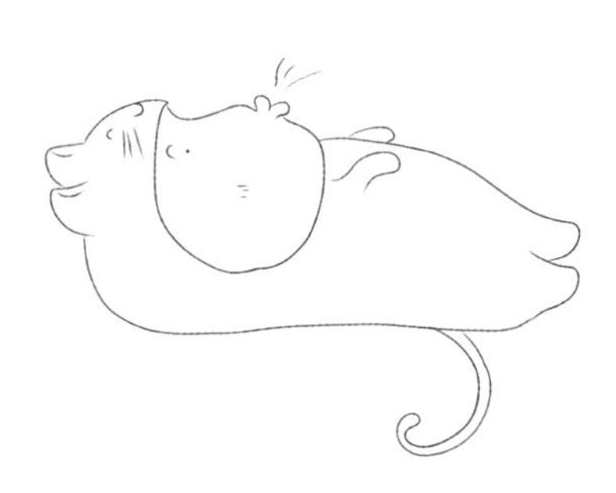

3. 缩唇呼吸：用鼻子呼吸，呼气时嘴巴呈缩唇状并施加一些抵抗慢慢呼气。这个方法可以使气道的内压升高，防止气道阻塞，使每次

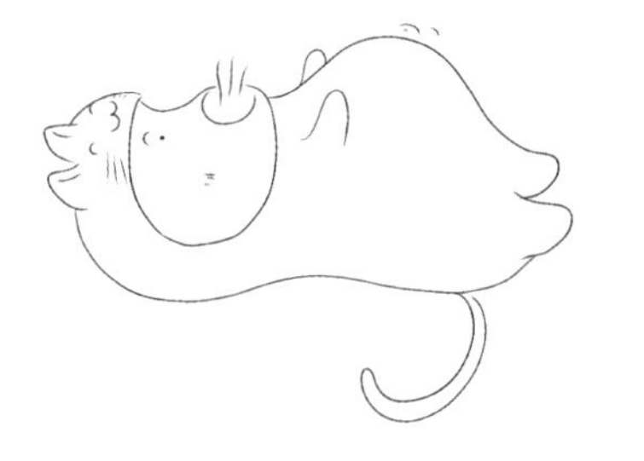

换气量上升，呼吸数、每分钟通气量降到可调节呼吸频率。指导要点：呼气时唇轻闭，慢慢地呼出气体，用鼻子吸气。吸气与呼气的时长比例按照1：2进行（即吸气快、呼气慢），慢慢达到1：5的目标。

卢医生说 运动最佳选择——卢医生呼吸操

手术对肺癌患者的肺功能影响很大。卢医生呼吸操是基于肺癌手术患者的生理、病理特点，制订的一套深呼吸配合全身肌肉训练的功能操。其运用呼吸吐纳，再配合西医的运动理念，使得胸廓扩张、肌肉拉伸和带动肺部全面扩张，通过全身带动局部运动，松解胸膜粘连，精准定位每一肺叶、每一肺段，持久锻炼，快速提升患者的肺功能。

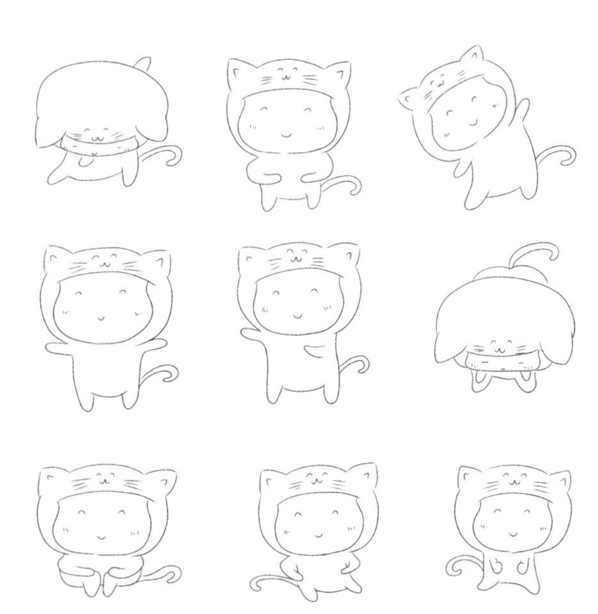

整套呼吸操按照循序渐进的方法共分为10节：（1）耸肩呼吸，松解胸膜粘连；（2）深呼吸配合云手，促进肢体协调与增强耐力；

（3）单举呼吸，肺尖扩张，牵伸呼吸肌；（4）弓步抡锤，展开肩胛骨，训练上肢肌肉；（5）转体呼吸，扩张胸廓；（6）弯腰蹲起，带动全身；（7）托天呼吸，锻炼膈肌承上启下；（8）转体拍背，活动胸膜；（9）压腹呼吸，弯腰蹲腿，训练下肢肌肉；（10）放松运动，调整呼吸。深呼吸贯穿于整套操，每节 4 个 8 拍。（详见附录二）

手术前后做卢医生呼吸操最重要，可以促进肺功能快速恢复，改善生存质量，减少胸膜粘连、气胸、肺部感染等术后并发症，并能缩短胸腔镜下肺癌微创手术患者的住院时间及拔管时间，省钱省事。卢医生呼吸操还能在术后进行长期锻炼，尤其适于患者出院居家进行锻炼，使肺功能的恢复锻炼有延续性，效果更佳。

另外，无论做没做过手术的肺癌患者或者慢阻肺患者，做卢医生呼吸操都可以提升肺功能。即使对于健康人来说，它也相当于一种针对性的呼吸功力锻炼，所以它的作用可以总结为八个字——有病治病，无病健身。

卢医生说 病情稳定后多练习唱歌

唱歌对肺功能的康复也有益处。唱歌能使人体呼吸系统的肌肉得到充分的锻炼，促进肺循环，提升肺活量，增强肺功能。可练习卢医生肺爱之歌。（详见附录三）

说，还是不说，怎么说？

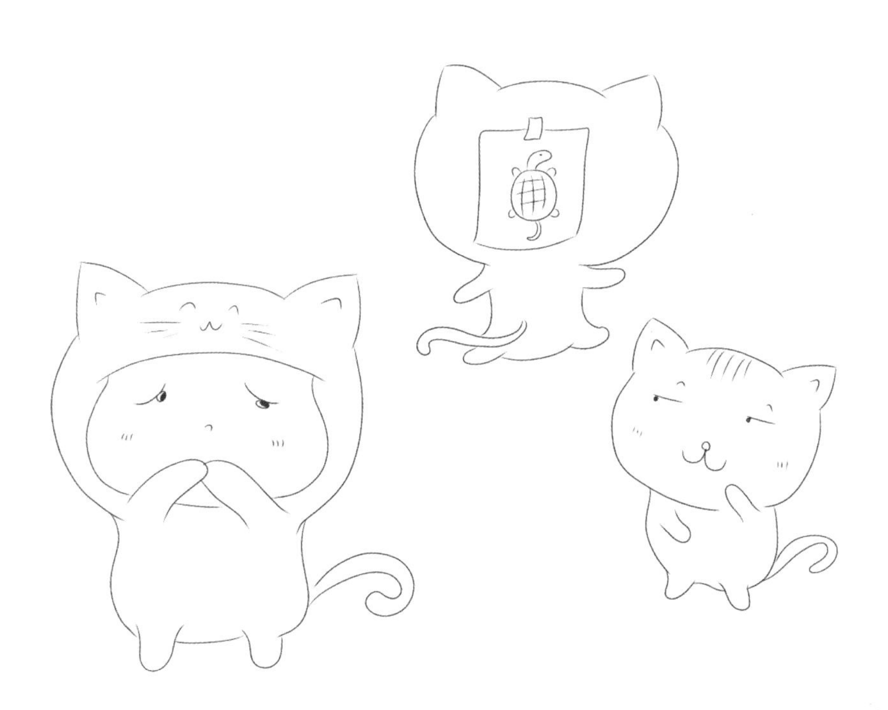

临床上，“肺癌”的诊断结果对于很多患者以及他们的家属来说，就如晴天霹雳一般，让他们立即崩溃。很多家属知道病情以后，担心患者本人“受不了”，常选择隐瞒。但是隐瞒的结果，往往是不明真相的患者拒绝配合治疗，甚至错失了有效治疗的时机，导致能治的时候不治，能用的方式不用，最终反而耽误了患者。

那到底应该怎么说呢?

门诊连线

72 岁的杨女士在儿子和儿媳妇的陪同下，到卢医生诊室就诊，一见到卢医生就说:“我是不是得了癌症?他们就不告诉我，骗我，我就知道我得了不好的病。”卢医生说:“您老人家就听我的，不要瞎想，您就配合我们做一个穿刺，然后根据结果进行下一步的治疗。您虽然有点问题，但是可以治，回去还是和原来一样正常生活。”其实，杨女士的情况不是特别乐观，从交谈中，明显觉得她的心理压力比较大，还是需要适当的引导。

卢医生说　对患者说必要的实话

很多人会在电视剧中看到，一位癌症患者做完检查，医生一般

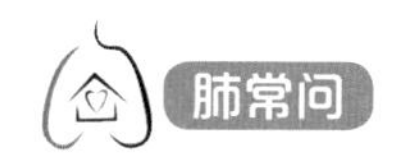

不先开口，陪同看病的家属告诉患者：“看完了，走吧。”等患者出去后，留一位家属跟医生谈，很多患者会在这一刹那觉得自己得了重病，然后情绪崩溃。事实上，告诉患者必要的实话，如“确实有一点问题，但是没有那么严重，配合医生的治疗就好”等，对于提高患者的依从性和治疗效果，都是非常有帮助的。

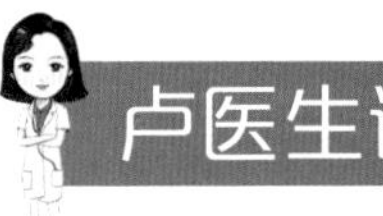

卢医生说 可适当采取保护性治疗

在临床上，我们应该深刻地认识到，心理社会因素对患者疾病的发生、发展、转归有直接的影响。我们可以通过“卢医生肺爱之家”，举办各种活动，更好地了解患者疾病过程中的心理变化，选择合适的沟通方法以提高健康教育的质量。我们还可以通过卢医生团队的微信平台进一步让患者了解疾病不同阶段的变化，稳定患者的情绪，告诉患者目前肿瘤的治疗方法日新月异，要对肿瘤的治疗有信心，同时配合家属的理解和支持，采取保护性治疗。

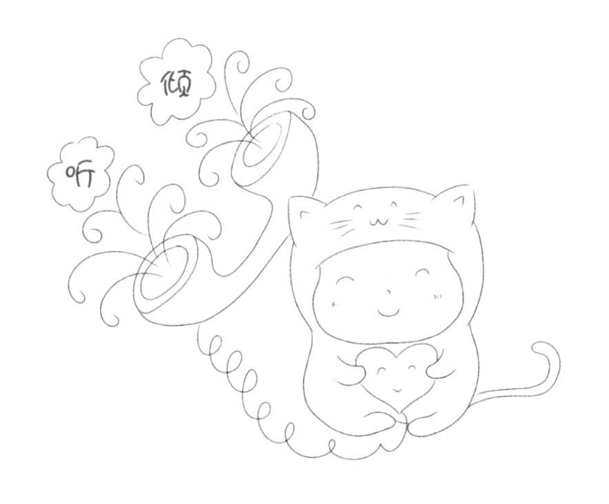

卢医生说 鼓励患者参加社会活动

组建“卢医生肺爱之家”还有一个目的，就是让大家在知道自己病情的情况下，仍能够积极地面对生命中不能承受之重，建立战胜困难的决心。很多时候，我们也很感谢配合患者治疗的家属，他们积极地与医生进行沟通，给予患者更多的爱心和耐心。我们也能够从他们的口中，了解患者的生活情况，寻找患者的兴趣点，寻找思想交流的突破口。通过不同层面、不同文化层次的人在一起碰撞，分享他们的故事以及与肿瘤做斗争的勇气，让更多的患者走出心理阴影，增强战胜疾病的信心。

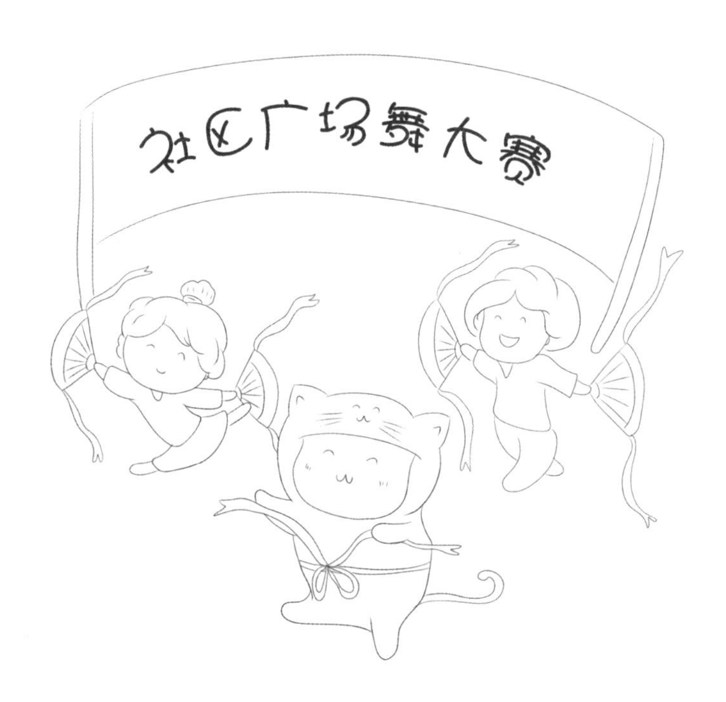

听，还是不听，怎么听？

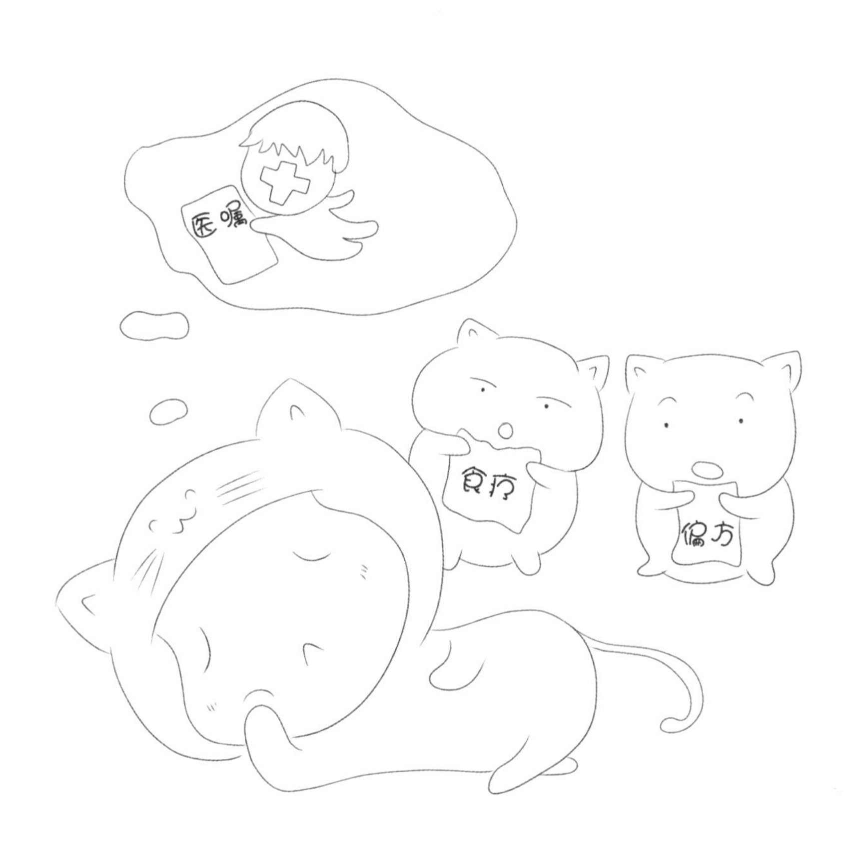

在临床上，很多人会提出来：专家说的都对吗？要不要听专家的？究竟如何看待专家说的话？卢医生说：“在疾病面前，医生一定希望和患者共同面对，也希望患者能够相信医生的指导意见，在条件允许的情况下，配合各种治疗，我们团队也会尽一切努力，让患者的生命得到延续。”

门诊连线

65 岁的姚女士，来复诊的理由就是来看看卢医生，还给卢医生带了一份“网红”小吃。这位患者的状态和心情似乎都很好，甚至感觉不到她是一位患者。卢医生介绍说，这是一个肺癌晚期伴脑转移的患者，但是她整个人的气色与正常人相似，并没有觉得有何不妥。其实，这位患者也经历过不理解、情绪低落、焦虑、郁闷等低潮期，但是在卢医生团队的指导下，她始终遵从“卢医生肺爱之家”的治疗意见，前后多次接受化疗、放疗、靶向治疗，认真听取专家的康复建议，生存期已经满 5 年，成为一名抗癌明星。

卢医生说　信任和支持都是相互的

很多时候，患者心理的疾病往往大于身体的疾病。对于医生而言，治愈患者身体上的疾病只是开始，治愈患者和家属心灵上的创伤才是最终目的。

在门诊，很多患者都不知道该如何取舍听到的意见，所以“卢医生肺爱之家”通过交流会、在线咨询服务等多种交流手段，并不断地增设新的服务功能，不仅定期发布肺癌科普知识，还会给肺癌患者及其家属增加更多咨询交流的机会，让大家细化了解肺癌知识，树立信心，抱团取暖。

卢医生说 乐观与智慧的“倾听”

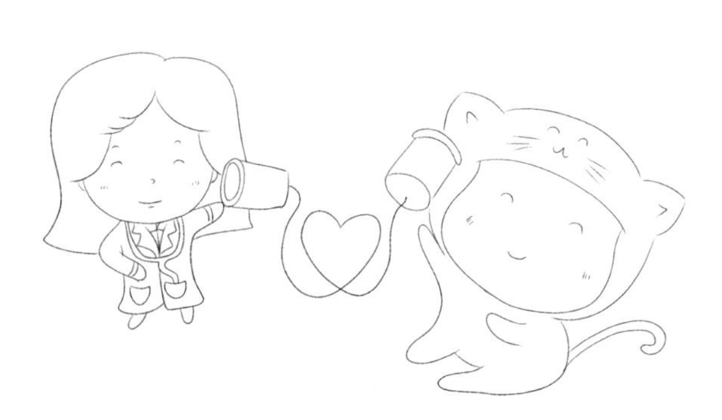

随着医疗技术的发展，我们更应该去学着倾听精准医疗的声音，而不是轻信所谓的“偏方”“神药”。

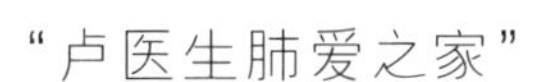

“卢医生肺爱之家”希望成为一座“桥梁”，将患者与多学科专家们联系起来，共同战胜肺癌。尤其是现在肺癌的诊断治疗技术日新月异，肺癌中晚期患者及家属多了解相关的诊断治疗知识，多和医生交流，会对患者生存期的延长有很大的帮助。这才是患者乐观和智慧的“倾听”方式。

卢医生说 我们是权威且温暖的团队

“卢医生肺爱之家”未来不仅要打造成为患者提供医疗服务的平台，也要成为医学专家资源共享、多学科的学术交流平台。用权威的知识陪伴患者一起战胜疾病，更重要的是让患者在这个温暖的团队中，获得更多的激励，形成战胜疾病的动力，共同面对疾病，面对生活，同时得到最及时、最便捷的肺癌治疗的指导。

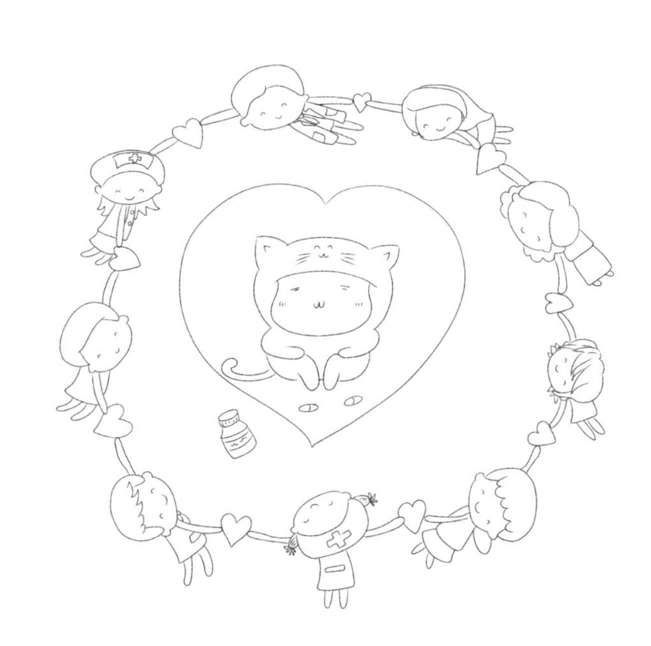

治，还是不治，怎么治？

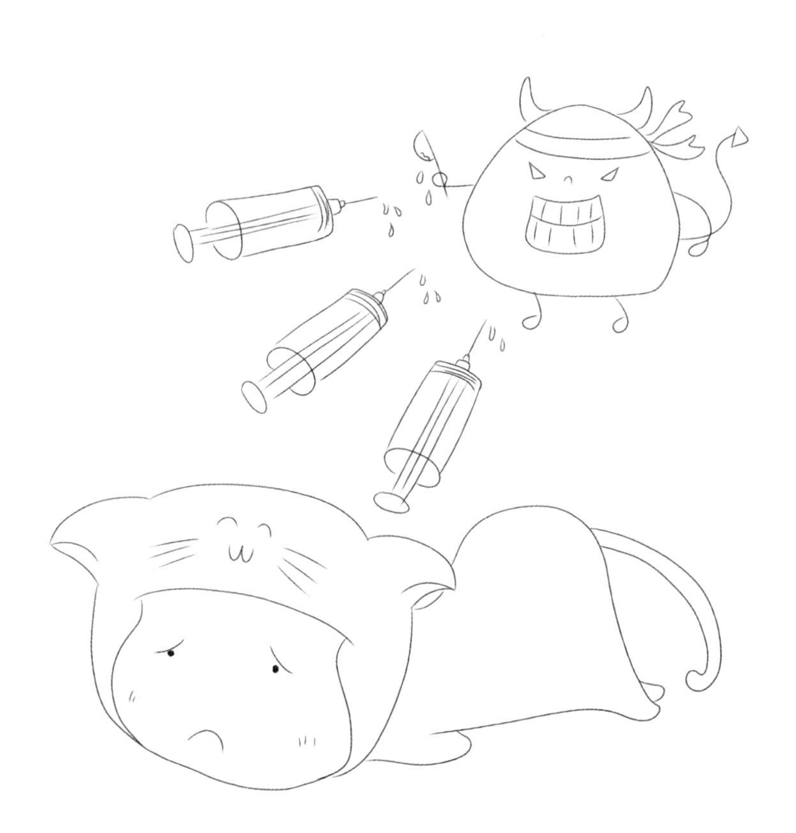

尽管现在的医学诊疗水平日趋精准，且各种诊疗模式得到越来越多的关注和肯定，但很多患者面对肿瘤时都会觉得惶恐无助，病程中也可能会游走于很多医院。事实上，“癌症是一种慢性病”，选好专业诊疗团队进行综合评估和个性化的治疗分析，给出个体化的MDT（多学科诊疗模式）综合治疗方案，并给予及时、到位的全程管理，可以使患者活得更长，活得更好。

门诊连线

小花在来卢医生门诊前，已经带着父亲去过好几家省级的大医院。父亲被诊断为肺癌已经2个月了，家里还没有定下来在哪里治疗。这次小花对卢医生说：“我跑了很多家医院，见了很多个专家，现在还拿不定主意。化疗吧，怕他受不了；不治疗吧，怕肺癌发展加重恶化，您看我们是不是吃中药？”卢医生说：“治肯定比不治好。”

卢医生说 打造规范精准治疗

精准化治疗为肺癌患者带来新的“曙光”，免疫治疗更带来了治愈的希望。

规范化、个体化、微创化和系统化是“卢医生肺爱之家”一直坚持不懈推广的多学科治疗观点，其最关键的就是规范化治疗、个体化治疗，科学地选择治疗时间和治疗方法。也就是很多患者所希望的，不要过度医疗，又要正规、合理、及时治疗，从而更好地控制病情。

肺癌前期症状不明显，大部分人一查出来就是中晚期。通过 MDT 即肿瘤治疗多学科会诊模式，可将诊断分期精准化，使治疗合理化。肿瘤治疗讲究个体化和差异化，不同分期治疗模式不同，同一分期在不同患者身上反映出的个体病情会有所差异，同一位患者肺内的肿瘤对不同的药物治疗也会产生不同的反应，所以，因人而异很重要。

卢医生说 门诊、病房一体化就医

肺癌是对人民健康和生命威胁最大的恶性肿瘤之一。近年来，肺癌的发病率和死亡率均明显增高，男性肺癌发病率和死亡率均占所有恶性肿瘤的第一位，女性发病率占第二位，死亡率占第一位。

卢医生多学科专家团队通过着力打造“多学科诊疗”模式和院内治疗向院外康复服务延伸的“医患社群”新模式，成立了“卢医生肺爱之家”。由 15 名专家组成的医务志愿者团队，已为 3000 多名肺癌患者制订了适合个人的精准治疗方案。规范化、系统化、一

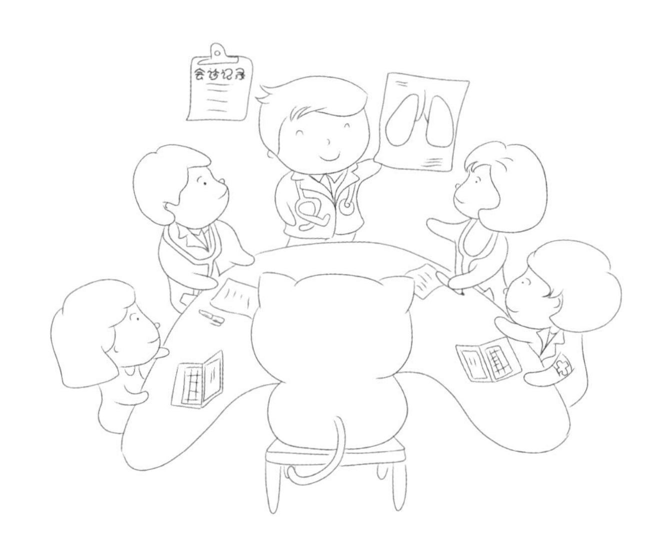

站式、全程式治疗，多学科联合会诊，以及肿瘤门诊、病房一体化举措，促进了肺癌诊疗大学科发展，让肺癌患者得到了更好的救治与服务。

卢医生联合肿瘤科、胸外科、呼吸科、放疗科、病理科、影像科以及护理团队等领域内知名专家共同会诊，为患者解决疑难杂症，指导对患者的诊断及治疗。患者不必到其他医院就医，节约了时间及费用，少走了弯路。

卢医生说 多和医生沟通

治疗过程中，卢医生会给出精准化的诊疗方案，需要患者配合医生。为什么说一定要加强沟通？比如有些患者出现头痛、身体疼痛等情况，自己就瞎猜测是什么原因，导致情绪低落，怀疑自己“是不是肿瘤转移了”，会不会快“不行”了。事实上，这种身体疼痛很有可能是由骨质疏松引起的，或者是治疗药物引起的，而头痛可能是因为最近受凉了，或者是高血压等引起的。因此，遇到任何身体上的不适，患者应该第一时间和医生进行沟通，避免产生不必要的猜想，产生巨大的心理压力。

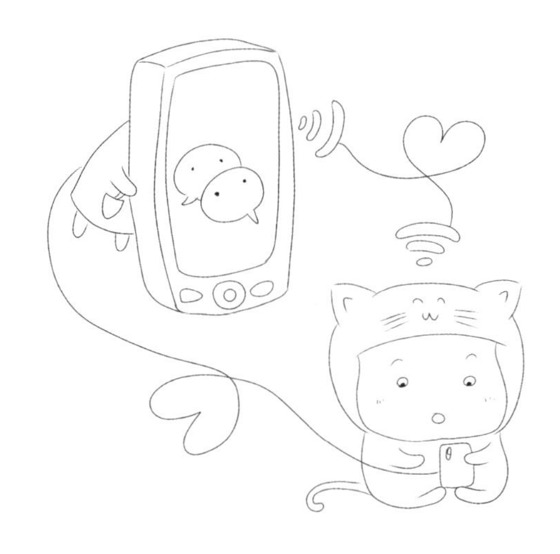

面对疾病，无论结果如何，积极治疗和心理支持都是非常关键和必要的。所以，患者要相信医生，相信自己，更加珍惜每一个阳光升起的日子。

查，还是不查，怎么查？

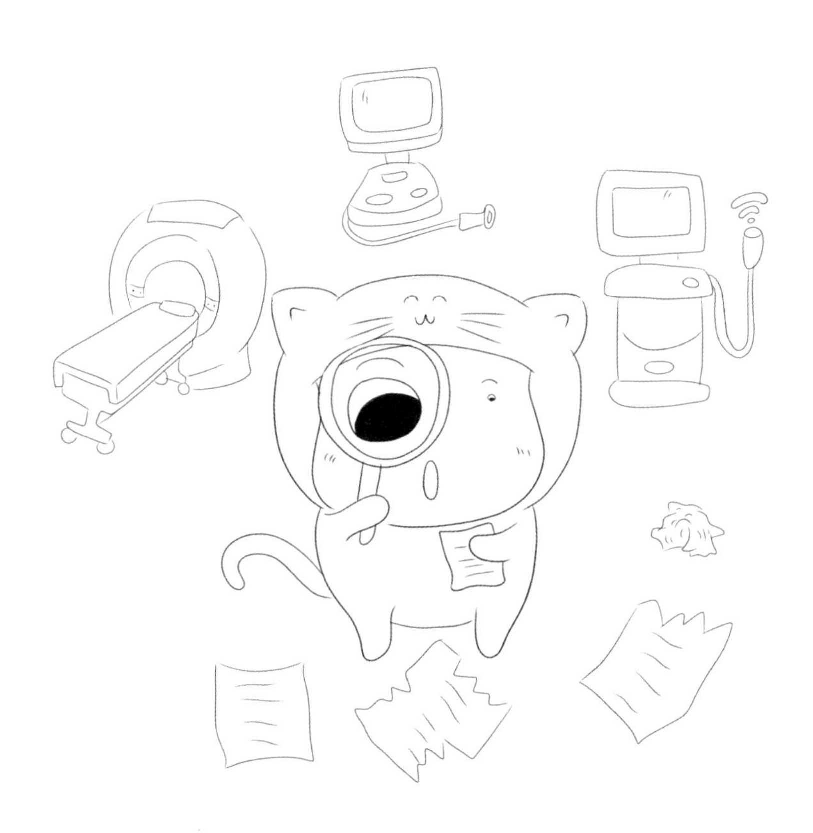

肺癌是基因病，通过基因检测可以查出得肺癌的“元凶”，也可以针对性治疗，有些人甚至因此可以避免化疗。目前，全球各大肺癌指南都要求治疗方案制定之前必须做基因检测，这样才能给患者更适合的个体化精准治疗方案。另外，要做到与“癌”共舞，延年益寿，必须做好定期复查，监控复发。

门诊连线

72 岁的杨女士身体比较瘦弱，刚查出来肺癌，且已患 IGA 肾病 6 年，有药物性肝炎，转氨酶偏高。本来因为肝肾功能都不好，不能耐受化疗，她几乎放弃了。但是，根据基因检测的结果，她可以服用靶向药物，这对患者本人来说的确是一种宽慰。卢医生给杨女士开了靶向药并提醒她及其家人，回家后一定要密切地观察血、尿常规及肝肾功能的指标，有任何情况，都要及时和卢医生联系。

卢医生说 有条件一定要做一次基因检测

目前，越来越多的精准医学研究资料指出，肺癌是多种基因驱动的疾病，需要找准治疗靶点。肺癌的“驱动基因”，就好比令汽

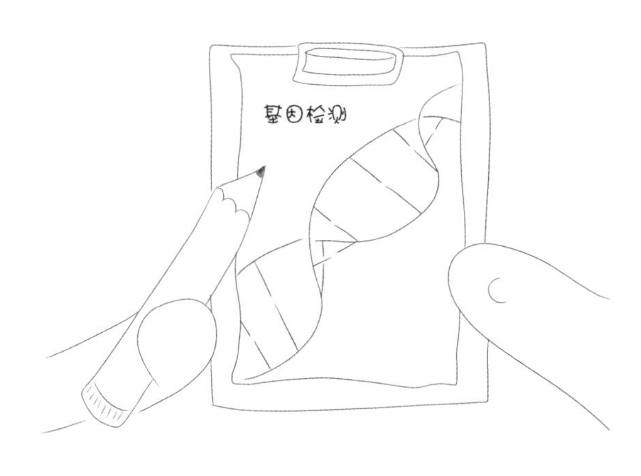

车发动起来的引擎，在身体里，它们扮演着“坏角色”——它们的突变，导致肺癌发生。驱动基因可以简单理解为肺癌发生的原因，不同的人会有不同的驱动基因突变，在我国60%的肺癌患者中，都可以找到“驱动基因”。已经发现的肺癌“驱动基因”越来越多，目前备受临床关注的有EGFR、ALK、ROS1等基因。

基因检测是指通过组织、血液、体液对DNA进行检测的技术。基因检测可以诊断疾病，也可以用于对疾病风险的预测。

针对基因突变做的相应靶向药物治疗相较于传统化疗能明显提高生活质量，延长生存期。所以有条件一定要做一次基因检测。

卢医生说 定期复查很重要

很多患者都会有这样一个疑问：到底要不要定期复查，如果查出来病情严重了，又该怎么办？卢医生说，复查是一定要做的，查出问题别紧张，大多数问题医生都有能力处理好。作为一个患者，更应该想想如何让自己的生活过得更好。

有的患者讳疾忌医，有的患者自以为是。曾经见过不少患者拒绝各种检查，理由各种各样，譬如“CT 射线量太大，对身体有影响”“我感觉很好，哪里都不疼，不用检查”“我是手术后的患者，脑子没问题，不用查头颅磁共振”等。所以，经常看到一些患者大半年不来，全身疼痛时来了就发现多发骨转移的；术后一年半突发晕厥，一查脑转移的……他们耽误了最佳治疗时机。

检查是为了更好地跟踪病情发展，随时调整方案，也是“卢医生肺爱之家”全程管理的重要手段，定期复查一定要做好。

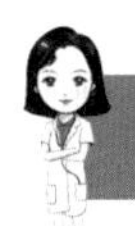

卢医生说 做好随访复查是生命质量最好的保证

不同的患者复查的内容是不一样的，我们首先介绍一下带瘤生存的患者应该复查什么，多长时间复查一次。

1. 肿瘤指标——CEA（癌胚抗原），CYF21-1（细胞角蛋白 19 片段），NSE（神经元特异性稀醇化酶）（每月）

2. 胸部加上腹部增强 CT（每 2 ~ 3 个月）

3. 头颅 MR 平扫加增强（每 3 ~ 6 个月）

4. 全身骨 ECT（骨扫描）（每 3 ~ 6 个月）

若在治疗期间，则每 2 周期复查一次或遵照医生要求。

术后无瘤患者建议 2 年内一定要遵医嘱定期复查。这一类患者又要复查哪些指标呢?

1. 肿瘤指标——CEA，CYF21-1，NSE（每 3 个月）

2. 胸部加上腹部增强 CT（每 3 个月）

3. 头颅 MR 平扫加增强（每 6 个月）

4. 全身骨 ECT（每 6~12 个月）

2 年后可以每 6 个月检查一次，3 年后每年检查一次就可以了。

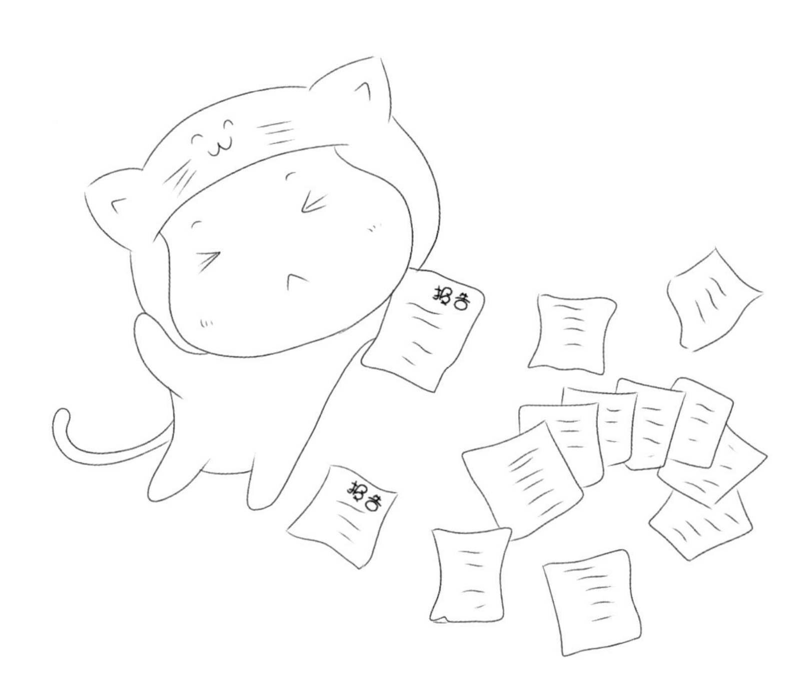

管，还是不管，怎么管？

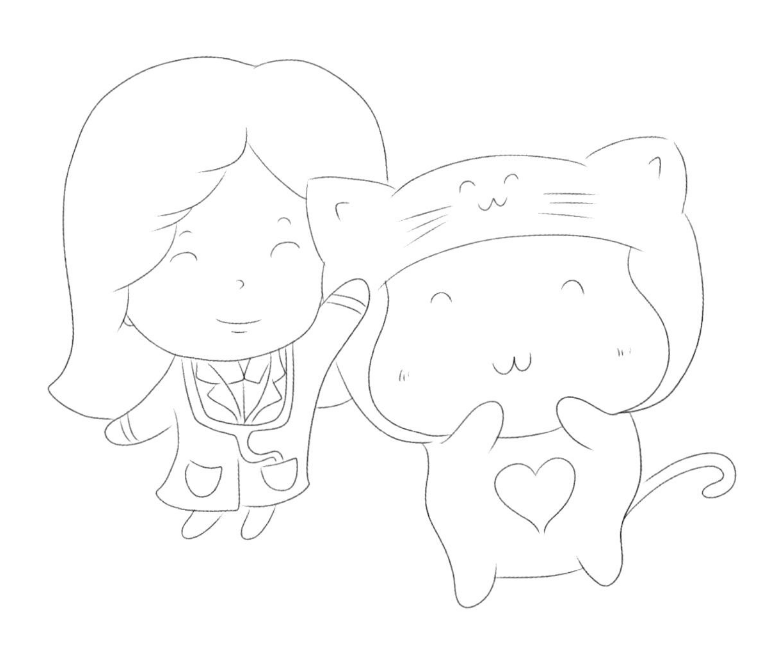

临床上有些肺癌患者看病不固定医院也不固定医生，想检查了就找个医生开一下检查单，不舒服了就到医院看一下，往往结果出来大吃一惊——肿瘤已经复发转移，病情严重。所以，随着肺癌患者生存期越来越长，患者的全程管理十分必要。一方面，专业医生团队要愿意“管”，另一方面，患者要配合“管”，这样才能将全程管理贯彻到位。

门诊连线

年近 70 岁的郭老是一名肺癌患者，多年来一直跟随“卢医生肺爱之家”。经过治疗，他的身体恢复得还不错。最近三个月，郭老出现了腰疼的症状，腰疼影响了他的日常生活，严重时晚上睡觉都会疼得流眼泪。郭老以为是腰椎间盘的问题复发了，就按照骨科医生之前的建议继续治疗着，但是在最近的一次卢医生门诊复诊时，卢医生建议郭老住院进行全面检查。

卢医生说 肿瘤患者为何要进行随访复查？

世界卫生组织（WHO）已将肿瘤归为慢性病。肺癌是肿瘤中的头号“杀手”，它有一个很重要的生物学特征就是会局部复发和远处转移。随着科技的发展，肺癌治疗手段与时俱进，随之而来的是患者生存期越来越长，因此，肺癌的治疗是一个艰巨且长期的过程。肺癌患者任何一个阶段的治疗结束都不代表诊疗过程的结束，所以需要进行定期的随访和复查。现今，“带瘤生存”已成为一种常态。对于肺癌患者而言，“带瘤生存”只是身体在抗癌这条道路上赢了半场。跨过半场这条线，在心理上战胜肺癌，活得更有质量、更有尊严，实现“带瘤生活”才是赢了全场。

随访和复查的好处有哪些？医生可以使用医学手段帮助患者早期发现和诊断有无复发和转移，早期进行干预，帮助患者延长生存周期，提高生活质量。前面的这位郭老为何被要求全面检查？卢医生考虑他有可能发生了骨转移，希望郭老进行一个全身的骨扫描，针对疼痛的部位进行处理，看病变的严重程度和侵犯范围，这样才能有针对性地治疗，而不是“头痛治头，脚疼治脚”。很多骨转移的患者往往会认为是年龄增大后发生颈肩腰腿痛的症状，在中医、康复科等处治疗很长时间未得到确诊，所以由专业的主诊医生来帮患者进行判断显得尤为重要，长期监控则更为重要。

卢医生说 “卢医生肺爱之家”的全程管理怎么管？

卢医生说，患者是一个完整的“人”，治疗不应该仅仅局限于

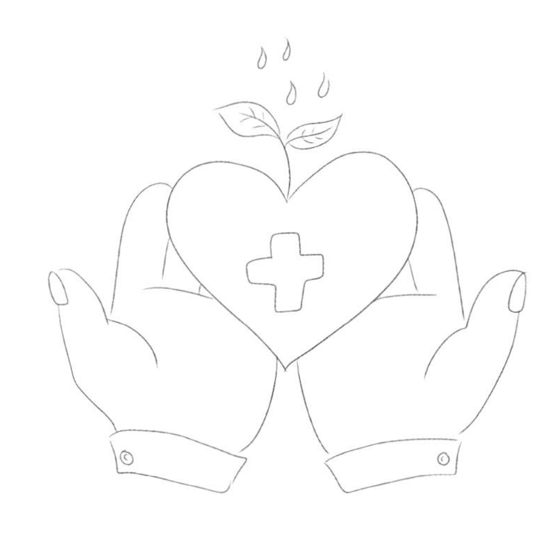

疾病，更需要从患者的角度出发，思其所想，虑其所忧。肺癌的治疗是全程管理的过程，既需要多学科专家团队对患者进行院内外的疾病管理，也需要注重患者心理上的情感疏导，让他们从患癌的恐惧中走出来。“卢医生肺爱之家”的全程管理包括从病程前端的早期发现到疾病的治疗、患者及家属的心理疏导，后期的康复、随诊与复查，直到回归社会。有患者笑称：“来到了‘卢医生肺爱之家’，就是进了保险箱。”

“卢医生肺爱之家”全程管理包括：

1. 多学科专家团队。“卢医生肺爱之家”不仅有肿瘤科的专家，还有呼吸科、胸心外科、放疗科、影像科、病理科、康复科的权威专家，以及护理团队、社区全科医生等作为强有力的后盾。

2. 线上管理平台。上线以来，越来越多的肺癌患者加入进来，目前已有近 4000 人。这么多患者的加入，对全程管理提出了更高的要求，以往仅依靠专家团队进行管理的模式已经难以满足急速上升的患者需求。在这种情况下，卢医生决定对线上平台的管理团队进行扩容，扩容的结果就是：“卢医生肺爱之家”有了专业的管理师。

什么时候需要复查，肺癌患者要不要忌口，刚做完肺癌手术需要注意什么……这些与肺癌相关的非专业问题，专业管理师都会在平台上统一回答。此外，管理师还会通过电话、短信等方式，对患者定期随访调研，有针对性地复查提醒，分类对患者进行精细化的全程管理，从而协助多学科专家为患者制订适合个人的精准治疗方案。

3. 系上围裙，指导饮食。民以食为天，卢医生在活动现场系上了围裙，化身大厨，亲自给患者做菜。对于肺癌患者，加强营养很重要，这有利于化疗、放疗后的身体恢复，增强机体抵抗力。肿瘤患者的营养搭配、均衡饮食以及如何利用饮食缓解治疗中出现的症状等问题，都得到了专业指导。另外“卢医生肺爱之家”微信公众号上定期都会推出针对肺癌患者食补的营养餐。

4. 每月一会，患者家访。在每年的年末，卢医生就仔细地定下了来年“卢医生肺爱之家”每月一期的主题活动内容。活动中，卢医生在为患者提供肺癌科普知识和前沿资讯的同时，也为患者提供暖心的人文关怀。这种关怀不仅仅是帮助肺癌患者“带瘤生存”，更多的是帮助他们提高生存质量，实现“带瘤生活”，从而回归家庭，回归社会，实现自我人生价值。卢医生利用空闲时间，走进患者

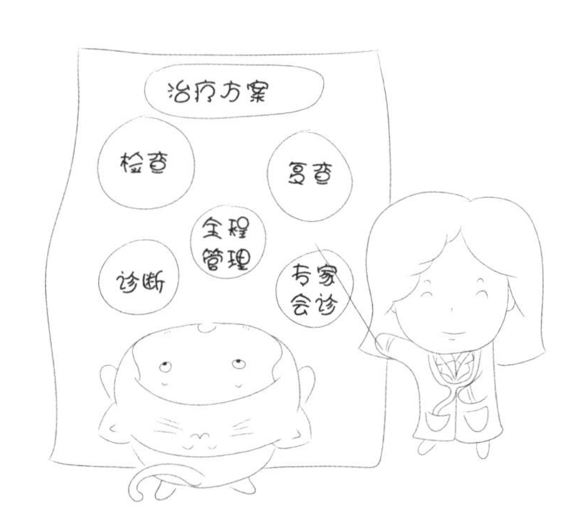

家庭，了解他们的近况，送上门的不仅仅是诊疗，更多的是信心和精神安慰，以及生的希望。

卢医生说 什么是全程化管理?

“卢医生肺爱之家”的全程化管理有两个方面和四个维度。

两个方面包括:

一方面是疾病治疗的全程管理。其一，“卢医生肺爱之家”多学科专家团队在肺癌患者院内治疗时为他们制订精准化、个性化的治疗方案；其二，借助于互联网平台，团队专家能够对出院后的肺癌患者进行延伸管理。

另一方面是心理治疗的全程支撑。从人文关怀的角度来说，癌症患者深受疾病的困扰，心理往往比较脆弱，一点风吹草动就可能对他们的身心造成沉重的打击。因此，关注患者的情绪，关注患者的生活，为肺癌患者提供情感的支撑、精神的关怀，就显得尤为重要。

四个维度包括:

第一个维度是多学科的管理。

第二个维度是时间维度，就是从疾病开始一直到最后的全程管理。

第三个维度是空间维度，也就是说不仅是医院、家庭，还有社区和社会的，覆盖全部空间的空间维度的管理（时间维度和空间维度管理主要是通过新媒体打破时间和空间的限制而实现的）。

第四个维度是精神层面也就是肉体和精神的全面管理。

在肺癌已经被定性为慢性病的今天，医生如何帮助患者提高自我管理的能力，在全程管理中如何把工作更加细致化，从而帮助患者提高治疗效果，树立与癌症抗衡的信心，提高患者的依从性，“卢医生肺爱之家”一直在这条道路上前进着、摸索着。管，还是不管?卢医生的答案是：一定管！并且是精准化科学管理。

想，还是不想，怎么想？

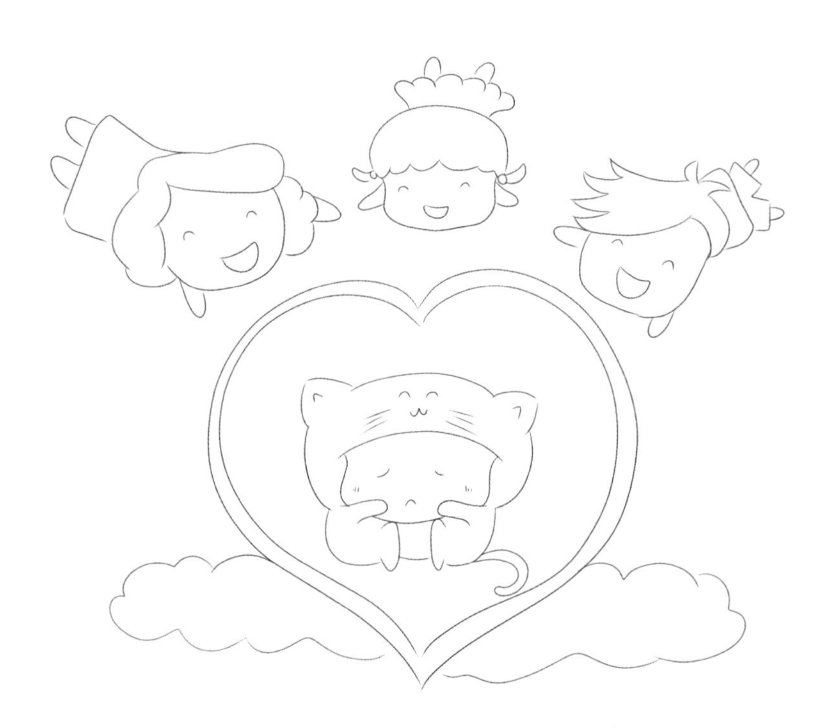

患了肺癌，什么都不想是不可能的，关键是怎么“想”！是成天沉溺于疾病，怨天尤人，焦虑紧张，还是坦然面对，积极治疗，活出“健康”？努力做到后者是最为重要的。

门诊连线

7 年前，30 岁的小张刚手术后就来到卢医生的病房，情况并不理想，不仅需要化疗，而且要终身治疗。她的先生说，他们结婚晚，儿子只有两岁多……一番话让人觉得非常心酸。如今 7 年过去了，小张的身体还是非常好，她的儿子现在上小学二年级，她的家还是一个完整、幸福的家。

卢医生说　不是做不到，只是想不到

卢医生说：“我觉得这跟小张自身的努力是分不开的，她用自己的坚韧活出了一个健康的生活，活出了一个幸福美满的家庭。自身努力是非常重要的。

“一直以来，我在门诊、在病房遇见过很多人。无论是肺癌患者

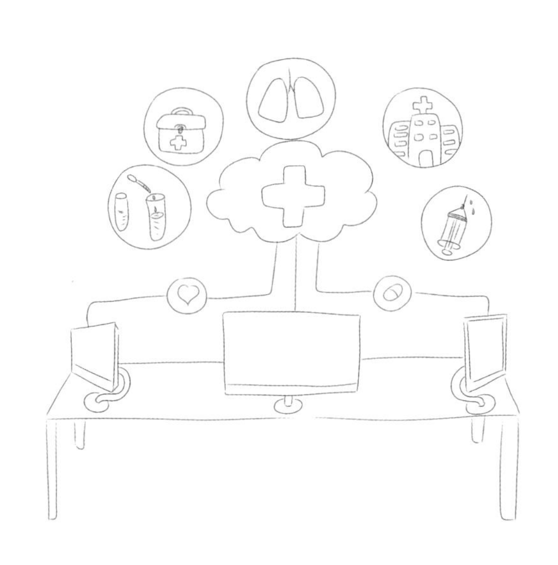

本人还是家属，在得知这个疾病发生以后，都会出现胡思乱想的情况。‘卢医生肺爱之家’一直关注这个问题，对患者的关爱也提升到精神层面，延伸了全程化管理的概念。在我的门诊中，有些人虽然身体已经恢复健康了，但是他们成天满脑子还想着病，还停滞在患病的状态，他们是一群‘健康’的患者。他们不是不能做到‘健康’，而是满脑子想的‘不健康’。”

卢医生说 内心的觉醒至关重要

对于患者来说，做到不想肯定不现实，怎么想很重要。我们要学会面对。健康的能力，有的人是与生俱来的，有的人要靠自己的努力，有的人要在他人的帮助下才能获得，因此，内心的觉醒是至关重要的前提条件。

我们要让更多的人了解和熟悉疾病和心理的全程化管理，要让更多的人意识到，虽然我们不能主导自己的身体是否患病，但是我们能够掌控自己是否活出一个健康的状态。实现健康，要靠我们自己。

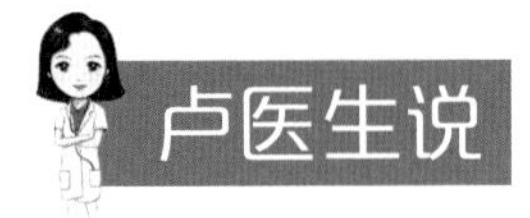

卢医生说 关键在于怎么想

一个人是否幸福，在于他怎么看待幸福。那么肿瘤患者如何看待疾病，也是他们能否快乐生活的关键，也就是“怎么想”很关键。

如果成天纠结在疾病当中，胡思乱想，怨天由人，那就更加痛苦。不仅身体患病，精神也患“病”，双倍的痛苦。如果像我们“卢医生肺爱之家”的一些抗癌名星那样，既勇敢面对肿瘤，又“无视”肿瘤，过好每一天，那就不仅是“勇者”，也是“胜者”。

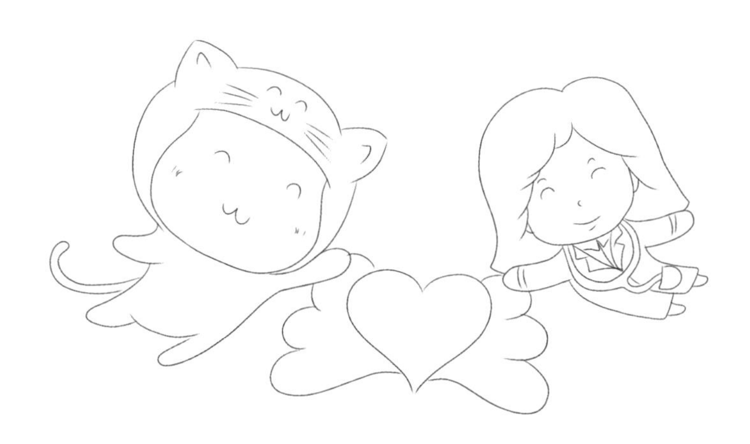

结，还是癌，怎么办？

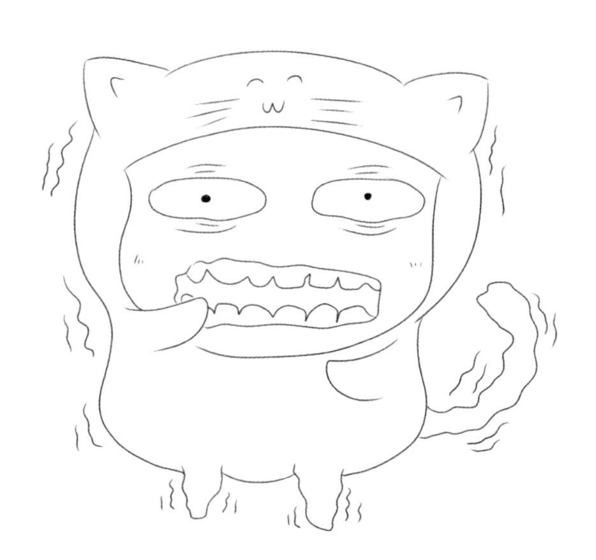

随着检查手段的升级，以及人们对健康重视程度的增加，越来越多的人会在定期体检中发现 CT 检查报告提示“肺小结节”。肺内微小结节、多发结节到底如何定性？是否需要长期随访？肺小结节会不会发展成为癌？要不要干预治疗？这些都是很多人心中极其困惑的问题。

门诊连线

37 岁的梁先生，体检中查出来有一个 1.0cm 的结节，他已经拿着这份报告去过了好几家医院，在卢医生的门诊也从上午等到中午，表示一定要等到卢医生告诉他是好是坏，如果也说没事儿，他的心就彻底放下了。事实上，卢医生看了他的体检报告之后，建议他做肺小结节的 CT 专项检查，通过肺 CTA（CT 动脉造影）及 CT 薄层显像对良恶性鉴定，并告知对于首次发现非实性结节，除小于 4mm 的 pGGN（纯磨玻璃结节），一般建议，根据恶性倾向大小给予 3 个月至 2 年不等的 CT 随访以确定病灶是否需要手术。

卢医生说 认识一下体检查出的“肺小结节”

一般来说，我们在体检中发现肺小结节时，千万不要过于紧张，

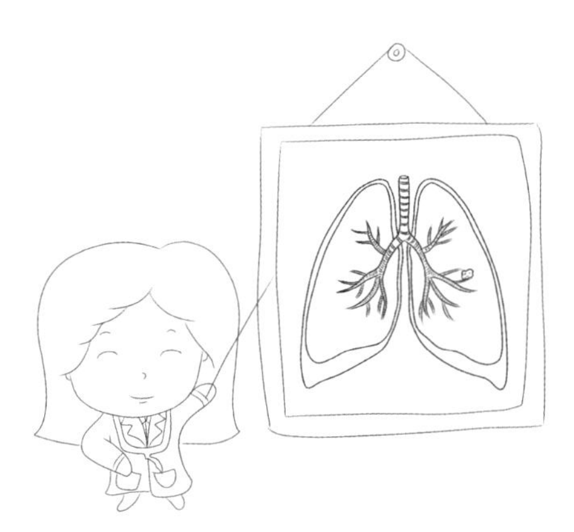

更不能就此认为是得了“肺癌”。在临床上，肺小结节是肺内直径小于或等于3cm的类圆形或不规则形病灶,影像学表现为密度增高影，其中小于1cm的病灶叫作微小结节。

肺小结节分为实性结节、部分实性结节、磨玻璃结节。其中部分实性结节的恶性概率最高，其次为磨玻璃结节及实性结节。

目前，胸部 CT 检查仍然作为肺结节的标准检查方法。对胸部 CT 不能定性的结节需要进行多次随访者，建议采用低剂量螺旋 CT 扫描，需要确诊时不建议用低剂量螺旋 CT。同时，肺 CTA 及 CT 薄层显像对良恶性鉴定有帮助，PET/CT 有时也难以鉴别肺小结节的良恶性，一般不适用。微小肺癌影像诊断上的新标准是直接征象，即 GGN+ 肿瘤微血管 CT 成像征 = 原位腺癌。

卢医生说 医生的专业技术水准和临床积累很重要

从临床来看，根据肺部小结节的影像结果也很难判定是良性或恶性，需要依靠医生的临床经验。在临床上，我们遇到过有的结节个头很小，但切了之后发现是腺癌，有的个头都超过几厘米了，却是良性的。专业的临床医生在明确诊断之前，也一定会根据病变的影像学特征及变化趋势来进行综合判断，优秀的医生还会采取一系列的手段和证据来提高诊断的准确性，同时降低患者所面临的风险。

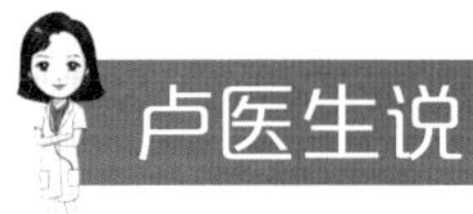

切不切，综合评估很关键

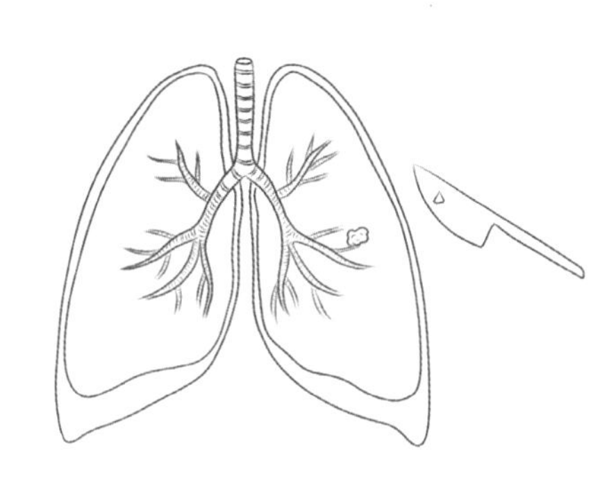

一旦在体检中发现肺小结节，从专家的角度来说，一定要考虑到结节的临床分型，加上医生经验的判断，最终确定是否需要手术。综合评估需要多学科的专业医师团队（MDT）进行。

我们进行了一个临床分类总结：

1. 体检发现的磨玻璃结节

建议：经过抗炎或较长时期的观察，结节不消失且密度增加，范围变大，出现“肿瘤微血管CT成像征”时，要考虑肺原位癌的诊断，择期行微创手术。

2. 部分实性结节

部分实性结节通常约有50%是恶性的，风险最大，需要高度警惕。

建议：定期随访，随访期间出现边缘分叶、毛刺、内部有空泡或实性成分、有胸膜受累征象等，建议微创手术切除。

3. 难以定性的肺结节

建议：进行随访观察，随访期间一旦病灶出现“四增”的情况，主要表现为增大、增密、增强、增粗（肿瘤血管）中的 1 ~ 2 项时，建议行微创手术切除。

4. 恶性概率较小的结节

带血管的、圆形的实性结节很可能是良性的。

建议：先行抗炎治疗，2 个月后复查；或者不做任何治疗，6 个月后行 CT 复查。

5. 小于 5mm 的结节

不能以 5mm 的底线来划分结节的良恶性，建议定期随访。

6. 首次发现非实性结节（除小于 4mm 的 pGGN 外）

建议：3 个月以上随访以确定病灶是否持续存在。

总之，早期肺癌的治愈率非常高，原位腺癌手术治愈率可以达到 100%。所以，发现小结节不要怕，寻找专业医生、专业团队，让他们帮你决定和把控。

肺常问

人生的百转千回中，每个人都有自己的路要走。路，有坦途，也有荆棘，有的路用脚走，有的路需要用心去走。路途中偶遇“病魔”，我们会惧怕却未曾想过半途而废，因为除了自己拥有一颗热爱生活的滚烫之心，还有身边人那些满是爱意的眼神、充满鼓励的安抚。在爱的包围中，“行路人”方能不畏荆棘，不惧苦痛，让原本苦难的生活开出美丽的花儿。让我们带你走进“与癌同行者”的生活，聆听关于爱与希望的故事。

生病，让我拥有了“健康的生活方式”

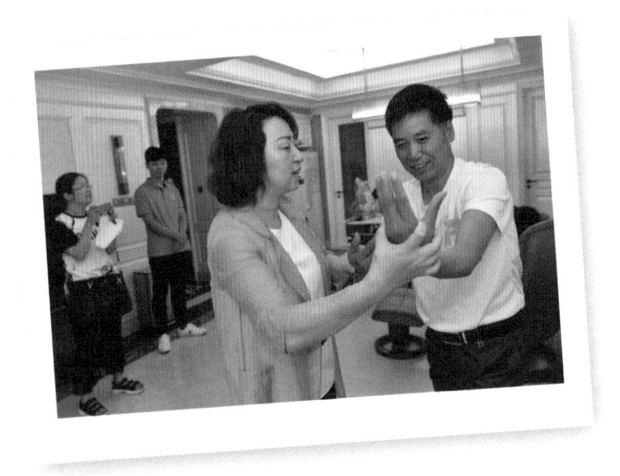

生活，总喜欢跟人开玩笑，幸与不幸，似乎总在刹那间。对于年过半百的我来说，正准备好好享受晚年的时候，肺癌不请自来，不幸也。当我绝望颓废的时候，“卢医生肺爱之家”的这一群人，或医生，或病友，给我勇气，让我接受治疗，不急不躁，循序渐进，此乃幸事。如今，我又如健康人一样，不仅如此，我还摒弃了很多坏习惯，拥有了健康的生活方式。爱，为我打开了生活的另一扇窗。

郁闷！正准备享受晚年却得了肺癌

我来自扬州一个美丽的小镇，那里小桥流水，民风淳朴。我和老伴有着自己的小店，不以赚钱为目的，主要是消磨时间。

别人都说我儿子有出息，我也以儿子为荣，当然，儿子的辛苦，别人看不到。儿子做生意，算是不错，在南京也有多处房产。儿子常常让我们一起到南京生活，好好享受晚年，可是我习惯了老家的气息，那里的每一寸土地、每一张脸，我怎么看都舒服。当然，为了不让儿子牵肠挂肚，2017 年，我和老伴也决定来南京，如果不是“肺癌”来袭，不知道我的晚年生活会不会更舒畅一些。

我是一名老烟枪，我们那儿的大老爷们多是吸烟的，我从来没有觉得我是异类。吸了近 30 年的烟，每天差不多一包半。这么多年，我甚至还洋洋得意，虽然吸烟，但身体棒棒，就连小感冒都很少有。2017 年的夏天，我见到了一位朋友，他是我们镇医院的一名医生，闲聊之余，他告诉我，他们新进了一台 CT，听说长期抽烟的人肺会黑，我就想着，去检查看看，正好给镇医院捧个场。

结果让自己吓了一大跳：肺癌！

坚定！我要活着

真的是五雷轰顶，当时的我一下子蒙了，眼前黑压压的，我才 55 岁，怎么就得了这种绝症！当时，我的腿抬不动，怎么站也站不起来，直打哆嗦，自己都不知道怎么回的家。回到家后，我没有办法吃饭，更没有办法睡觉，追悔自己吸烟太厉害，终于体会到“不是不报，时候未到”的含义……

可是，我还没有真正体会到人生真谛，更没有来得及回顾生命中的精彩片段。我和老伴苦心经营的生活正要绽开笑容时，肺癌这个恶魔就如恶作剧般降临到我的体魄里，附在我的细胞和血液里。

我不甘心，我不愿意向恶魔低头。我突然觉得，世间一切的轻重都在颠倒，荣誉也罢，地位也罢，金钱也罢，一切都可以不要，一切都不必计较，只要活着，简简单单地活着，呼吸着凡尘俗世的空气，好好地体验人生就好。

我的老伴、我的儿子偷偷地为我流泪，家人、亲戚为我的病在奔波。而我，也做了一个决定：一定要活着！

幸运！我拥有了抗癌的力量

决定好好活着，就要拿出实际行动。在家人的安排下，我到南京做了手术，后来慕名加入了“卢医生肺爱之家”，其实最初的想法就是找一群“感同身受”的伙伴，在抗病的过程中，让自己不那么孤独。

参加了“卢医生肺爱之家”的活动，和同伴们聊聊生活中的困惑，从“圣斗士”那里获得信心和经验，做做呼吸操，生活忙而不累，

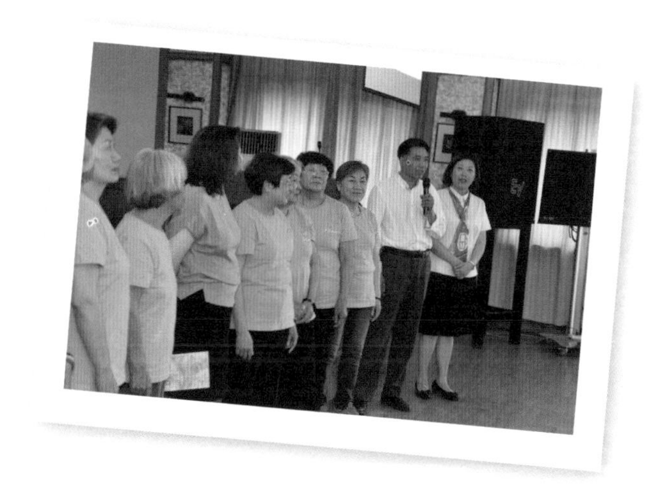

精神崩而不溃。卢医生对我的每一步治疗方案都制订得那么仔细。现在我的心情好多了，生活也逐渐步入正轨，跟以前相比，生活习惯好了很多，不吸烟，不喝酒，早睡早起，这是以前想都不敢想的。

虽然我恢复得非常好，但在康复过程中，我也有过担忧，担心肺癌会复发。知道了我的担忧后，卢医生告诉我，目前的状况很好，不用太担心，定期复查就可以。同时她还告诉我，在抗癌的路上，坚强和信心很重要，好情绪就是一剂良药。

其实，每一处伤痛都要走过漫长的身心创伤的自我修复之路，每一处伤痛都痛在当事人的身上，我们不仅需要用时间去弥合，更需要坚强的意志来支撑。我的幸运之处是，我没有走弯路，很快为自己的心找到了“家”，并以此为力量，做了一名斗士。

肺癌，你看到我害怕了吗?

患者：孟祥根

2018 年 7 月

生了病，我成了家里的“宠物”

说出来有点不可思议，生病的我如今成了家里的“宠物”，什么事情也不用做，天天有人伺候着，我唯一要做的事情就是让自己开开心心的。

爬个五楼怎么喘了？

我的老家在淮安，成家后在南京定居，在一家大市场做生意。一直以来，我都是忙忙碌碌、快快乐乐的。

2017 年 3 月，我回老家，陪伴老母亲。母亲家在 5 楼，没有电梯，每天上下楼是最平常的事了。突然有一天，我爬到 5 楼竟然气喘吁吁，心脏都有要爆炸的感觉。难道自己更年期了？临近 50 岁的我第二天再次试验，依旧是那种感觉。后来发现，我只要一动就喘，就连打扫一下卫生都难以平静。这是怎么了？难道自己的身体出现了问题？随后我就从淮安回到了南京。

得了肺癌，我没有彻底崩溃

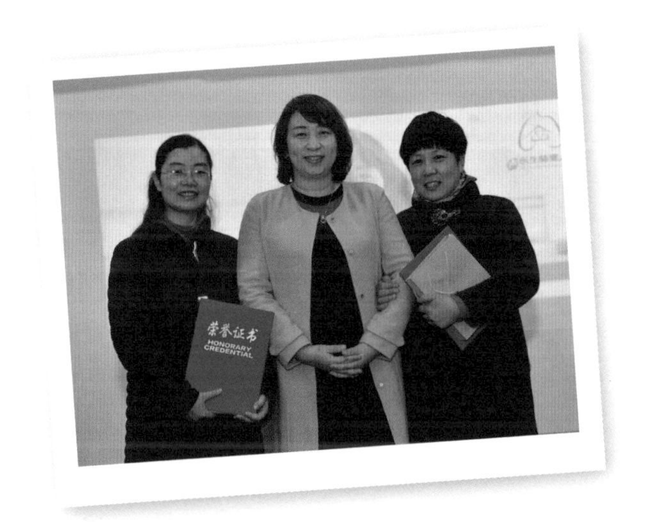

我在家门口的小医院做检查，结果发现，胸腔里全是“水”！医生告诉我的家人，情况可能不太好，建议去大医院做进一步的确诊。

一开始，我啥都不知道，“听安排”是我的任务。为了不让我担心，家人千方百计找了人，让我住在呼吸科，只是说我的胸部有积液。我又不傻，还是很快知道了事实真相：肺癌。虽然心里有一些难过，但我一直都认为所有的事情都是命中注定，所以我也没有彻底崩溃。

哥哥为我落泪，姐姐说：我们这个家不能没有你！

我生活在一个大家庭，有两个姐姐，一个哥哥。因为我的病情，哥哥姐姐都为我抹过眼泪。哥哥百思不得其解：看你每天乐呵呵的，怎么会生癌呢？哥哥心疼我，白天不好意思落泪，夜里偷偷地抹眼泪。

我的两个姐姐对我说："不要着急，我们家不可以没有你，我们大家庭不可以没有你。"我的姐夫说我是家里的顶梁柱。我们兄妹 4 个，虽然我是家里的老小，但他们什么事情都来问我，让我来拍板。他们买房子、装修，孩子的婚礼等，都是我去操持，说我是家里的大管家也一点不为过，所以我的侄子们都对我很好，就连侄女的公公婆婆听说我生病也都来看我。

治疗费用，兄弟姐妹抢着付

在接下来的治疗中，我也是深深地被感动着。虽然没有手术的机会，但是，我既可以做化疗也可以做靶向治疗。我的爱人毫不犹豫地选择了治疗效果好的靶向药。

靶向药的价格很高，我的哥哥姐姐们争抢着为我付钱，后来，他们商量着，一人负担一个月。我的儿子为了宽慰我，给我买了宠物狗，给我解闷，特地取名叫"莉安"。我叫张莉，儿子说，希望张莉平安……

在我做化疗的那些日子，2 天就瘦了好几斤。我的哥哥看到后心疼不已，立即让嫂子来帮我熬汤，每天不是鱼汤就是鸡汤。

我们一大家子 20 多人，每天不是打电话问候就是来看望。还有一些好朋友经常在电话里问:“姐,这个周末我们带你去溧水怎么样?到高淳看看如何……”说真的,我被这些关心包围着,如果我不好好地接受治疗,我都感觉对不起大家。

有了卢医生,抗癌更有信心

一开始,我对治疗信心不足,后来在电视上看到,南京有一位卢医生,专门带领大家抗击肺癌。我觉得,我应该找她看一下。

和她一接触,发现卢医生那个爽朗和干练,跟我太投缘了。我们之间沟通无障碍,她永远是有问必答,从来都是乐呵呵的。在卢医生这里治疗,我的内心不再忐忑,就是“交给她就放心”的那种。

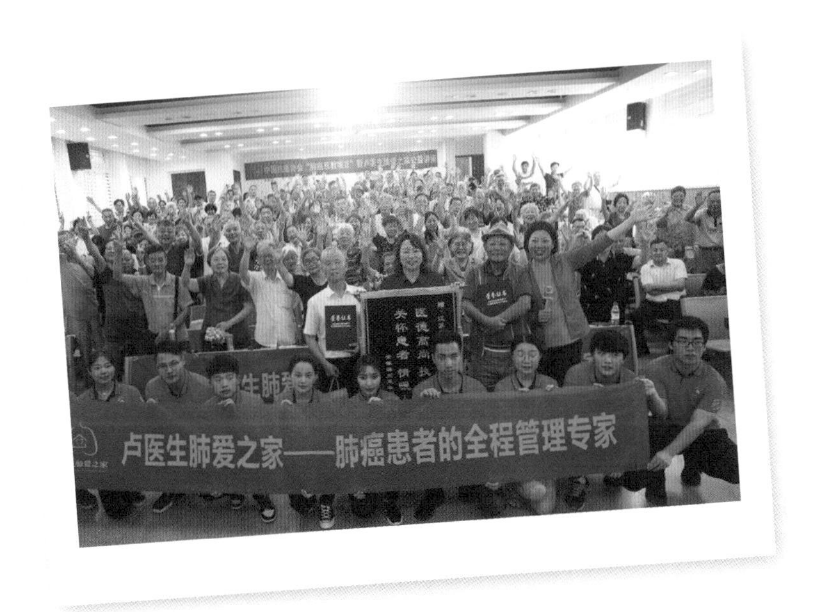

如今的我，平常就遛遛狗，生意上的经营交给了姐姐，有时候自己也去进进货，有点事情做才能开心，否则，我不就变成废人了吗?

生病是不幸的，可是生了病的我感觉特幸福

纵观我的生病历程，我后来自己也有反思，可能和爸爸的突然去世有关系，人真的不能太过忧伤。3年前，我爸爸生病了，为了更好地照顾爸爸，我就直接把爸爸接到我们家，可是爸爸还是离开了我们。爸爸的离世，对我的打击很大，虽然他已经80岁了，对于别人来说，这已经是喜丧了，可是对我来说却是过不去的坎。我是家里的老小，爸爸妈妈是那么爱我，对我付出很多，从心理上来说，我也更依赖他们二老。我每天打开家门就想着，我的父亲没了。有一段时间，我整天以泪洗面，无时无刻不在思念我的父亲。曾经有人对我说，一定要改变这一状态，否则我自己也会生病，果不其然，我生病了。

虽然我现在的病情不容乐观，但这一年多来，我感觉很幸福，所以一直控制得比较好。我希望通过自己的努力告诉我的家人，你们太好了，我必须增强信心，因为我现在还舍不得离开你们。

患者：张莉

2018 年 8 月

我遇到了最温暖的好医生

大家都明白，我们所在的世界从来就不是公平的。人们的起点不同，路径不同，乃至遭遇不同，命运不同。就像你我，你健康着，我却患上了肺癌。

有的人认命，有的人顺命，有的人抗命，有的人玩命，而我，更多的是惜命。芸芸众生中，总有人与你结下一世的缘，被上天派来守护和帮助你。我想，卢凯华医生就是那个上天派来救我的人。

查出肺癌，我整天在想：还能活几天？

我是军人出身，后来转业，一辈子兢兢业业，为国为民。终于，孩子大了，我也退休了。我长长地舒了一口气：肩上的重任卸下了。

刚刚过上舒适不用操心的好日子，肺癌来了。我是一个敏感的人，偶尔的胸闷，让我觉察到自己身体有情况。永远记得那一天，2010年6月16日，我去医院拍了片子，结果医生就直接让我住院了。

这样的噩耗，老伴、两个孩子包括我自己，都无法接受。那段时间，感觉全家人都崩溃了，两个孩子拿着我的片子在南京各大医院奔跑，希望不是“肺癌”。可是，“铁证如山”啊！

那时候的我们都觉得，这是肺癌呀，得了就等于死亡。每天，我的脑子里就悬着一个问题：我还能活几天？别人喊我，我根本听不到。

复发了，我慌了，卢医生却说：老王，你很幸运

犹犹豫豫之后，我还是决定做手术。我的肿瘤发展很迅速，从查出到手术，也就1个月时间，肿瘤从0.5厘米长到了1.2厘米。手术很顺利，又经历了4次化疗。一切良好后，出院！

之后的每次复查也很正常。我以为自己一切正常了，饮食方面也“开戒”了。2014年，孩子们带我出去旅游，在外地吃了江鲜、海鲜……我是一个体质敏感的人，不舒服之余，我觉得不妙。到医院一检查，真的在右肺上发现了病灶，癌细胞竟然转移了，这可吓坏了我。但是第一次的手术让我心有余悸，有人推荐我找卢凯华医生。

我是很内向的，记得那天，卢医生在开会，我在门外等着，不好意思闯进去，结果被小护士推进了会议室。我囧囧地站在那里，

大家的目光都投向了我。“你是……”当时有人问。“我是来找卢医生的……”没有被驱赶出来，而是有人朝我走来——她就是卢凯华医生。她很热心，在耐心听我讲述病情后，又细心看了我的各种检查报告，最后给我制订了适合我的正确的治疗方案，而最让我宽心的一句话是：老王，你很幸运。

经常学习，给新患者信心：别急，总有办法

第一次见到卢医生，她就给我留下了很深的印象。这是一位与众不同的医生，她总是微笑着面对患者，除了谈病情，还和患者聊家常。这一不经意的举动，不仅拉近了医患之间的距离，还给了患者温暖，给了他们抗癌的信心。

我的病情也是一波三折，2017 年底，我又进行了一次手术。这次，我并不害怕，因为有卢医生做我的坚强后盾。我内心不再焦虑，坦然地面对一切，犹如“听话的好宝宝”。事实证明，听卢医生的话没有错。

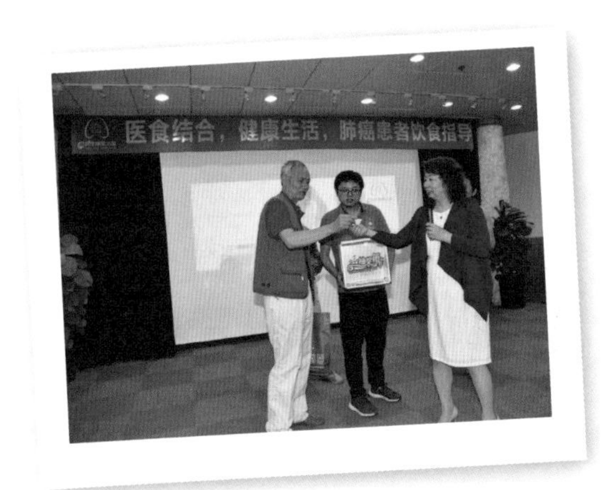

我今年70岁，是一名“抗癌老兵”，抗癌路已经走了8年。在“卢医生肺爱之家”，我并非独行，有患友的陪伴，有卢医生的指导，我不仅病情稳定了，思想也开通多了，抗癌的决心大了，活下去的信心就更强了。这一切都应归功于我遇上了一位温暖的好医生。

在抗癌的路上，我感受到了温暖，学习了新知识，生活也越来越好，我真正明白了“命运掌握在自己手上”的道理。爬山、爬楼梯，我一点都没有问题。这么多年，我也成了“半个医生”，肺癌的常识我知道了不少。在“卢医生肺爱之家”参加各种活动，遇到焦虑和绝望的患者，我总是鼓励他们别急，总有办法。同时，我积极帮他们寻找好医生。

爱在左，同情在右，走在生命的两旁，随时撒种，随时开花，将这抗癌之长路，装点得花香弥漫，使走在抗癌道路上的人，踏着荆棘，不觉得痛苦，有泪可落，却不悲凉。走过荒芜的沙丘，我们一起，去寻找希望的彩虹。

患者：王森林

2018年8月

我们定个小目标

我年轻时是一名普通的营业员，后来去保险公司当了业务员，不管做什么事，我对自己的要求都很高。十年前，我得知自己患了肺癌需要入院做手术，单位同事们都不敢相信，他们眼中那个“南京市保险百强代理人”，又是拿“全勤奖”的女强人不可能得肺癌，一定是误诊了。

唯一一次的疼痛提醒了我

我记得很清楚，那是2008年9月10日，距我生日还有9天。早上起床时，我的前胸后背有点疼，以为是起床起得太急伤到了肌肉，于是让先生弄了点药膏给我涂了涂，然后我就跟没事人似地去上班了。到了单位，我还和同事抱怨说年纪大了起个床都能搞得浑身疼。

同事说前胸后背都疼可能隐藏了其他疾病，建议我去医院做进一步的检查。我先生这时候也打来电话，询问我有没有去医院。

当天下午我就去江苏省人民医院拍了胸片，拿到报告后，医生告诉我情况不是很好，建议我第二天再做个 CT 检查。就在一步一步的检查中，我得知自己得了肺癌。当时根本没有时间去思考缘由，也来不及去消化各种突然袭来的情绪，只是很单纯地相信医生。姐妹们都说“既然生了病那就治，医生说需要手术，我们就积极配合治疗”。

现在想想，那天早上的疼痛真的是救了我一命——我患肺癌以来没有出现过任何不适的症状，连家人和同事都不敢相信这么有活力的我居然已处于癌症中晚期。我并不怪命运多舛，谁又能预知前路呢？重要的是懂得当下如何去取舍。

医生宣布我“余额不足”

十年前的医疗手段不比现在，但我们依旧非常相信医生的判断。现在我左腋下“U”形的刀疤依然清晰可见，拆线时，姐姐一边帮我数针数，一边安慰我：“很平整的切口，伤口长得很好！”

手术之后的化疗是很痛苦的，虽然一头长发变成了光头，但我见到医生和护士时永远都是一脸阳光。早上挂完水，下午戴上假发继续去拜访客户，嘴上说是不能丢下这么多年的老客户，其实患了癌症的人都知道，这是用工作转移注意力，让自己觉得我对社会和家庭还有用。

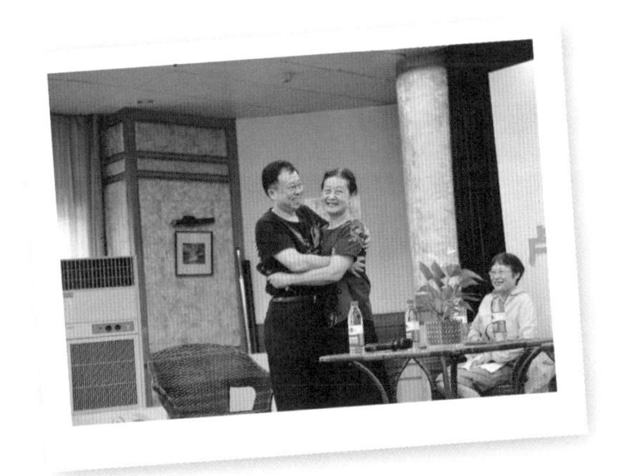

住院期间，先生一直在医院陪护，换着花样给我做吃的，变着法子鼓励我。正是因为我的病，我才真真切切感受到，有他在，天就不会塌下来。后来先生跟我说，得知我患癌症，他跑回家哭了好几次。做完手术又突发胸腔积液那回，我的身体里被抽出 1200 毫升的胸腔积液，胸腔积液的化验报告中写着“胸腔积液中检测出癌细胞”。先生跑去问医生我还能活多久，医生看着报告跟他说大约半年。

出院前，我先生跑到医生办公室特意跟医生嘱咐，这个报告不要写进出院小结，不要让我看到，以免吓着我。

医生说我有救了!

自从我得了癌症，每个月检查肿瘤指标之后，先生都要在 A4 纸上记录数值，这个习惯，他坚持了 8 年。期间我病情出现反复，画图表的纸已经接得很长了。当初医生说我只有半年的寿命，而我却一直坚韧地生活了下来。尽管每个月都要去卢医生那里报到，根据病情接受治疗，但活着就有希望呀!

祸兮福之所倚! 2015 年 4 月，我又一次住进了肿瘤内科的病房。

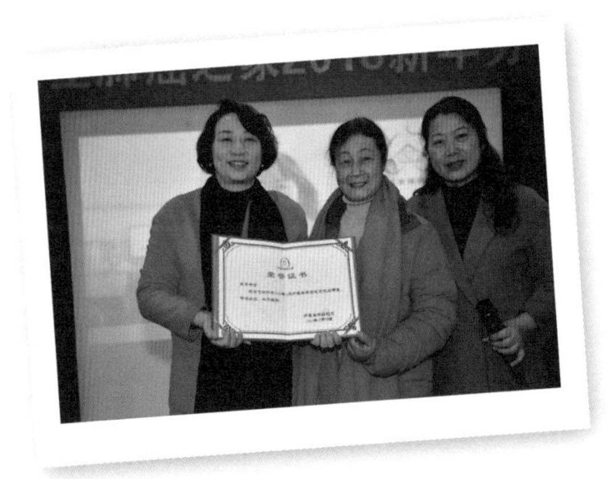

过了一个月，卢医生拿着我的基因检测报告，兴奋地对我说：“你有救了！”我先是一愣，接着卢医生对我细细道来，原来有一种靶向药对我的肺癌有效果，想让我尝试一下，但是费用不菲。

经过商量，先生当即决定试用一个月看效果，而效果是惊人的，这真是太神奇了。

2015 年 5 月至今，我每个月都在坚持服药，肿瘤指标一直保持在正常范围。因为惠民政策我只承担了前期 6 个月的费用，经济上也没有对家庭造成太大负担。

恢复健康的我继续跑保险业务，却只是把工作当作生活的调味剂。平时和朋友们跳广场舞，去国外旅行，我还准备在老年大学报个合唱团唱唱歌。如今，和先生回忆这十年抗癌路，我们都很有感触：十年拼搏路漫漫，历经风雨仍从容；笑对人生终不悔，胸有阳光定乾坤！

先生还对即将过生日的我说：“今年你 62 岁，我们定个小目标，开开心心地活到 70 岁怎么样！”我开玩笑地说：“你还要和膏药似的粘着我到 70 岁啊？”说完我们笑作一团。

患者：戴芳

2018 年 9 月

医生的话比什么药都好使

我家族里没人患过癌症，老公和我也不吸烟，我甚至都不会烧饭做菜，家里人也纳闷我为什么会得肺癌。在查出肺癌前，我咳嗽有好多年了，像慢性咳嗽一样，嗓子毛毛的，有时候吃了药就好了，从来也没觉得是个大问题，更不会往肺癌这方面去想。

因为本身患有心脑血管疾病，也经常会犯眩晕，我一直非常注意身体的保养。结果在一次住院治疗眩晕症的过程中，我被诊断为肺癌早期。

入院治眩晕，发现得肺癌

我的基础病比较多，但大都控制得非常好。眩晕这个毛病从小就有。2015 年 8 月的一天，我犯眩晕很厉害，在医生的建议下入院进行详细检查。

拿到胸片和 CT 检查报告后，家里人咨询了很多医院的大专家，有的医生说是肺上的普通结节让我不用担心，有的认为是我以前撞到肋骨导致的伪影，也有人说这是肿瘤，建议我尽早切除。在朋友的介绍下，我来到了江苏省人民医院，确诊了肺癌早期，并尽早做了微创的肿瘤切除手术。手术后反复咳嗽，肿瘤指标偏高，有医生建议我化疗。我不知道该不该化疗，经人介绍就找到了卢医生。卢医生给我做了全面评估，认为不需要化疗，定期随访就行了。

医生果敢指明治疗方向

我每个月都要去医院复查，因此经常能听到卢医生斩钉截铁地向前来咨询的患者表达诊疗意见。有一次去复诊，我前面一个从镇江赶来的患者咨询自己术后是否需要化疗。卢医生看过这个患者的所有资料后，轻声细语地说她并不需要化疗。可能这个患者不太确定，也可能是被卢医生的斩钉截铁吓着了，期间问了三次“卢医生，我这种情况究竟要不要化疗”。卢医生一次又一次地回答“我可以很负责任地说，你这种情况不需要化疗”。

卢医生是个直爽的实在人，其他医生不敢说的她敢说。这些小故事可能每天都发生在卢医生的诊室里，在我看来，卢医生肯为患者的身体和经济考虑，是个非常有担当的好医生，我非常相信她。

讲座增长知识和信心

肿瘤患者是个特殊而庞大的群体，为了做好肿瘤患者的护理，卢医生做了很多，比如她经常举办讲座，教患者怎么养生、如何运动，也有好多患者分享了自己的故事。我每次都带着老公一起参加这些讲座，通过这样的活动，我们懂得了很多医学知识，看到别人的治疗历程，我也有信心面对今后的路，我觉得在这里很有归属感。记得一次讲座上有人谈到“基因检测”话题，我就问卢医生，基因突变好，还是不突变好？卢医生笑着回答：活着就好！

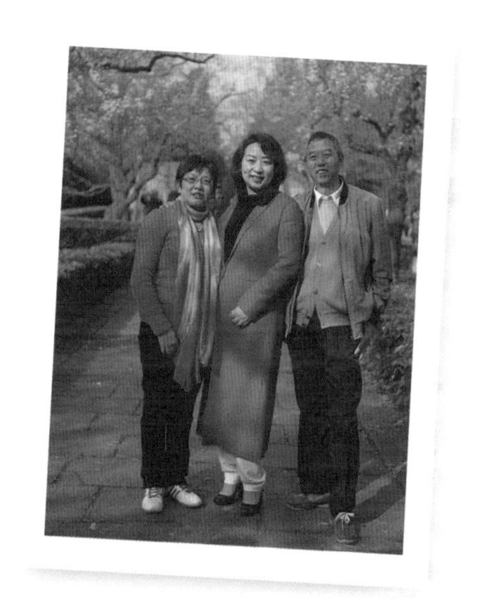

2017 年 9 月是我 64 岁生日，外孙女问我多大，我回答 2 岁。外孙女难以置信地问我：“阿婆，你怎么比我还小啊？”是啊，2018 年 9 月，就要过“3 岁生日”的我觉得，罹患癌症后的每一天都是新生。3 年来，我胖了 10 几斤，吃得好、休息得好，按照医生的建议去治疗，该怎么生活还是怎么生活。在治疗肿瘤的过程中，卢医生甚至搞清了我眩晕的发病原因——脑血管畸形。

如今，我每天早上 5 点多起床，去老年大学的合唱团学习唱歌，去打太极拳、八段锦，去耍太极功夫扇；下午有时间就和一帮朋友打掼蛋。最开心的要属打败了全国掼蛋冠军、南京掼蛋冠军，拿到了很不错的名次。

医生一句话让我看到希望

2017 年 6 月，在复查的时候医生发现我的淋巴阴影变大，之后的 PET-CT 查出来双肺和淋巴上有很多小结节，吃了消炎药也没有效果。有医生跟我说，这是癌细胞转移了。

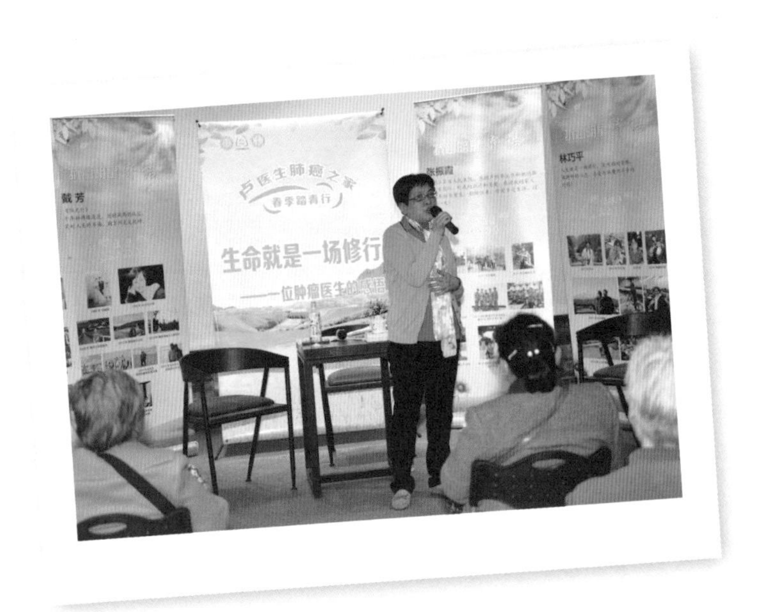

虽然这件事我没有和家人说，甚至没有表现出任何情绪，但心里就像压了一块大石头。之后我去找卢医生复查时，她说："瞎说，这个没有太大问题，肿瘤指标也不是很高，你不用担心！"哎呀，那一刻我觉得卢医生的一句话，比让我吃什么灵丹妙药都管用，心里的大石头立刻就被搬走了。

这几年，除了微创手术切除肿瘤，我没有化疗，没有服用任何化疗药物，生活得也不错。虽然治疗的路还很长，但我很相信卢医生的医术，我也很相信自己顽强的生命力。

患者：张振霞

2018 年 9 月 5 日

拥有精神力量，生活就会无限光明

时间仿佛河流，人生亦如旅行。我们举着那张叫“旅行”的车票，等着上车、下车、再出发。旅行中的人、美食、惊喜、遗憾……构成我们每个人的独特人生。我是一名海员，注定要面对风浪。

肿瘤有鸡蛋大了，我竟然没感觉

我今年 67 岁，来自常州，年轻的时候是一名海员，喜欢大海，喜欢行走，有着大海情结。55 岁退休后，我依旧在海上“打工”。

要不是肺癌来打扰，我的生活应该还是比较惬意的。62 岁那年，具体来说是 2013 年 8 月，我换了老板。虽然我是老海员，可是作为新员工，同样需要进行体检。这一体检，把所有的人都吓了一大跳：

我的肺部肿瘤已经有鸡蛋大小。老板赶紧让我回去治病。面对这个结果，我是不敢相信的，因为我没有太多的感觉，不咳嗽，不发热。回想起那半年的岁月，自己只是略感疲劳，当时觉得，可能是到了年纪，体力跟不上，应该是一种正常现象，殊不知，其实是肿瘤在作祟。

生病，千万别讳疾忌医

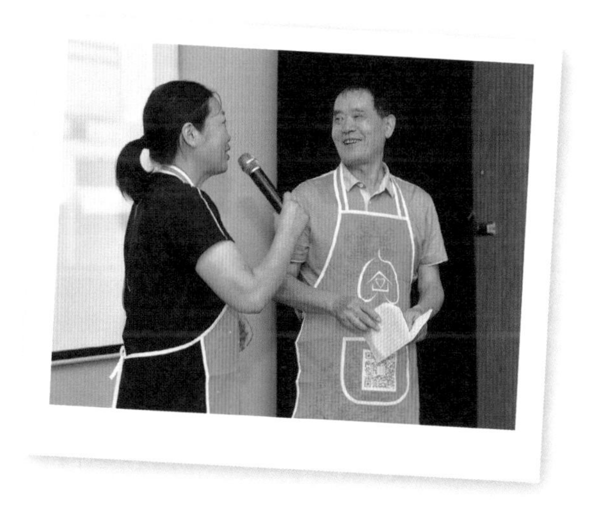

生病后，老伴很伤心，可是生活仍需要继续。短暂的失落以后，我开始正视这一问题。肺癌，你既然来了，咱就来较量一番吧，谁怕谁呢？再说，我还有医生做我的后盾。在家人的陪同下，我来到江苏省人民医院呼吸科就诊，病情很严重，医生让我立即住院。的确是肺癌，也的确无法手术了。在呼吸科医生的推荐下，我来到肿瘤科，找到了卢凯华医生。

积极面对，不管何时何地——我对自己说。卢医生看了我的各项检查报告，也非常欣赏我的生活信念，立即给我制订了治疗方案：化疗+靶向药治疗。是的，我们就是这样合拍，也许，这就是别人所说的“缘分”吧！感觉很好，没有太多的痛苦，多数时间是在家服药，我经常拖着行李箱到南京来复查，风雨无阻。5年了，我依旧健康地活着。

热情对待每一天，每天定时运动

现在的我可谓“热情四射”，每天的生活很丰富。每天吃过午饭后，我都会跟老伙伴们去打乒乓球，每天1个多小时20组乒乓球运动，雷打不动，现在我也算是运动达人了。

别人都说我心大，其实我的想法很简单，和肺癌做斗争还是需要一些“技巧”的，你越是怕它，它就会越凶悍。我以“不怕死”的心态在跟它“玩”，不管你在意不在意，反正我要开心活好每一天。我要是因为怕你而吃不下、睡不着，那我不就垮了？

当然，有时候也会遇到困难，我都会尽力地解决。比如，有时候吃不下饭，我就想办法，找来帮助消化的山楂，真的很有效。有时候会拉稀，那我就吃黄连素。我也有睡不着的时候，那怎么办？我会自我调节，吃完晚饭后，增加运动量，人累了，自然一上床就可以睡着了。当然，偶尔也会“失效”，那又该怎么办？那就到电脑跟前下一会儿象棋……办法总比困难多。

帮助别人很快乐，我成了“患者之友”

看我的气色，看我的步伐，一点都不像一名肺癌晚期患者，更看不出我已经患病 5 年。除了找到了好医生，我自己也摸索出了一套行之有效的养生方法。

我在“卢医生肺爱之家”的微信群里，作为“老患者”传授着自己对抗肺癌的法宝。很多新患者来找我咨询、交流，包括吃某些药物会有怎样的反应、平常的一些注意事项等。只要有时间，我就会在群里解答大家的问题，有时候会有病友打电话给我，只要我知道的，我都会知无不言。

所有的患者都希望常有人为自己唱一支歌、讲一个故事，希望有一盏温暖的灯能给自己无助的心带去光明。我就愿意做那盏灯，陪着病友走过孤独、不安的一个又一个黑夜。这些年，我帮助了不少患者。我想说的是，虽然花费了一些时间，但是我的内心真的很快乐，这也许就是这么多年肺癌赢不了我的原因。

患者：邰正龙

2018 年 9 月

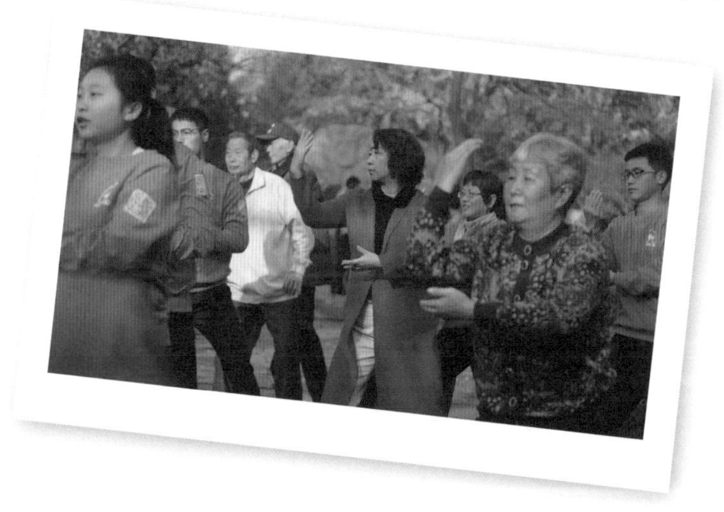

与其诅咒黑暗，不如点亮灯火

很多人遇到挫折时，就会把种种“局部经历”放大为“人生磨难”，好像天要塌下来一样，如果连这些小小的困境都走不出去，化解不了，以后心态只会更加不平衡。其实，那些不如意只不过是一段经历而已，真正的挫折是跟生命相关的大悲和大落。而我，生命闯关很多次以后，脸上的笑容更为灿烂。身边的人说，我有着常人没有的坚强和理性。

生命的打击，一茬接一茬

我今年已经 84 岁，别人看到我总是干干净净，总是面带微笑，似乎没有太多事情会让我大喜大悲，那是因为我比别人更早地懂得了生命的意义。

其实，我遭受的生命打击，可谓一茬接一茬，但遇到的事情多了，处理事情自然就理性多了。少女时代，我突然遭遇伤寒。那个年代，遇上伤寒就等于遇上了死神，持续发热让我一度昏迷，父母非常伤心，也做好了心理准备。最终，我奇迹般地活过来了。

和爱人成家以后，自己竟然遭遇了宫外孕。现在的小年轻可能不理解，那时候的医疗技术还不太发达，抢救的设备还不够先进，对于女人来说，宫外孕也是“鬼门关”。

似乎“健康大神”总喜欢和我开玩笑，2010 年，70 多岁的我患上淋巴瘤，熬过了 8 次化疗的我深知化疗的痛苦。2017 年 6 月，我又患上了肺癌……

儿子说：我妈妈最坚强

脱发、乏力、恶心、呕吐……2010 年的那次生病，让我痛不欲生。这些化疗的不良反应给我留下了深深的心理阴影。

毫不夸张地说，想死的心都有。可是，我真的是这么懦弱的人吗？为了整天为我忙碌的老伴，为了为我掉泪的儿子，我也要熬过去。我是生命的胜利者，我终于熬过来了，身边的人都为我竖起大拇指。我的儿子说：我妈妈最坚强。我想，那种痛苦都熬过去了，还怕什么呢？

绝境中，总有人会来帮助你

天有不测风云，我在体检时又被查出患有肺癌。手术之后，我不愿意化疗，儿子、儿媳也不忍心看我再受罪，结果3个月后复查，癌细胞竟有死灰复燃的迹象。更让人绝望的是，也没有什么好办法。

与其诅咒黑暗，不如点亮灯火。我要做一只翩翩起舞的白鹤，飞渡苦寒的人生。无论如何，我还是要正视自己的病情，不可以任其发展下去。我和老伴商量了一下，我们选择正面迎接挑战。谁来帮助我呢？看到电视上有“卢医生肺爱之家”的报道，我决定，找这名医生商量。

第一次看卢医生的专家门诊，我就对她特别信赖。卢医生平易近人，看问题特别准，特别的认真执着。她很果断地告诉我：一定要做化疗。同时，她建议我再做一次基因检测，并且就是在这一次基因检测中发现了适合我的靶向药物。听到她的话，我真的特别兴奋。她说，如果自己都放弃自己了，怎么可能有重生的机会呢？

绝境中，我迎来了我的贵人。

不管处于何种状态，都需要乐观面对

现在的我，身体还不错，老伴悉心照顾我，别人根本看不出我是一名正处于化疗期间的肺癌患者。

我和老伴都是公务员退休，退休前我是一个区局的局长，退休后经常和以前的老同事一起跳舞、打牌，活动很多。在这次生病之前，我还炒炒股。生病后为了让我更好地休息，老伴让我“收手”。我想也是，这样可以多点时间陪陪老伴，多点时间给孩子们做点吃的。我的两个儿子、两个媳妇都非常孝顺。

时间在翻着书页，一年又一年，一月又一月，一天又一天。太阳每天都是新的，没什么阻挡得了未来，困难都是暂时的。我的心态比较好，我总觉得，不管何时何地、何种处境，乐观面对每一件事情，结果总会比你预期的要好。我对我的孩子们说，生活中，一个好的心态，可以使你乐观豁达，可以使你战胜面临的苦难，可以使你淡泊名利，过上宁静快乐的生活。三毛曾经说过，我们一步一步走下去，踏踏实实地去走，永不抗拒生命交给我们的重负，才是一个勇者。到了蓦然回首的那一瞬间，生命必然给我们公平的答案和又一次乍喜的心情。

患者：杨宛宜

2018 年 9 月

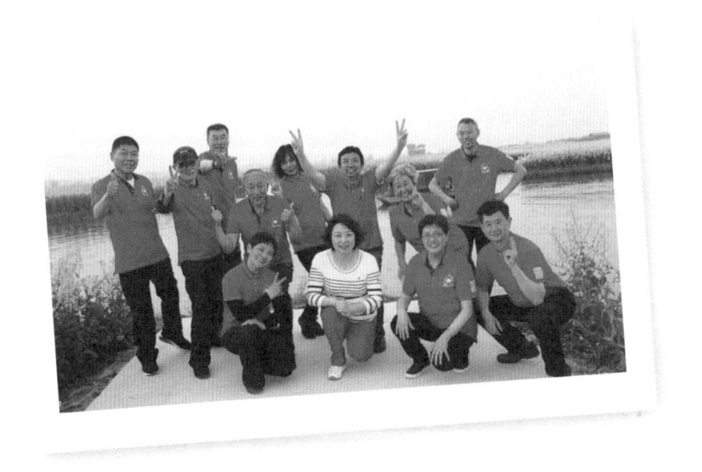

只有自己勇敢了，才会真的有力量

有时，生活就是一种妥协，一种忍让，一种迁就，一种倔强。并非所有的事情，都永恒不变。多彩的生活，既有阳光明媚、意气风发，也有大雨倾盆、凄凉无望。生命的魅力就在于此，你永远不知道下一秒会面对什么。

工作压力，真的让我“喘不上气”

我叫陈俊夷，今年即将满 33 岁，“85 后”的我有着很多年轻人共有的特点：做人够上进，工作够拼。作为一名“外马”南京人，我不仅有着让人羡慕的工作，还凭着自己的能力在南京买了房子，曾经让爸妈心疼的我，也让他们骄傲。

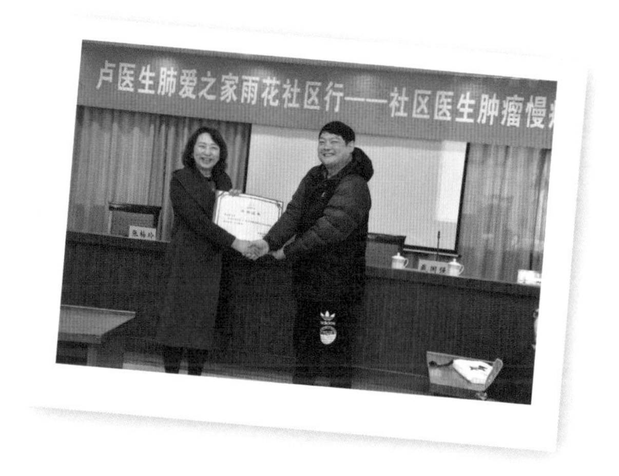

大学毕业后，我在苏州一家事业单位工作，2013 年，我转战南京，希望自己的人生有更大的发展空间。很快，凭着我的实力和爱拼的品质，我在南京一家媒体站稳脚步。其实，这个行业并不是大众认为的那样风光，其背后的艰辛和压力，只有我们自己才能体会。

因为我之前的各种资源积淀都在苏州，来到南京后，一切得从头来。我这个人也不愿意“马马虎虎”，更不愿意落在人后。我到处跑、拼命学，加班是家常便饭……现在想想，那两年真的太累了，压力太大了，大到忽略了自己的健康。

以前，我的身体很棒，就连小感冒都很少，到南京一两年后，我就偶尔会感觉胸闷，偶尔也会咳嗽。我并没有太在意，以为那就是媒体人的“标配”——亚健康状态。直到有一天，我真的被压得“喘不上气”。

我查出肺癌，父母一夜急白了头

2015 年 3 月的一天，我觉得胸口很闷，喘不上气，一阵咳嗽以后，咳出了血，一种不祥的预感在脑子里盘旋。我急忙到医院检查，一路上，我跟自己说，肯定没事的，我还年轻，绝对不会“中大奖”。

当时就诊的是江苏省人民医院呼吸科，一开始并没有想到会是这么严重的疾病，只是查出胸腔积液，入院治疗。后来经过一系列的检查，我被确诊为肺腺癌 4 期。可能很多人不明白这是什么意思，其实就是晚期肺癌，没有手术机会。获知这个消息时，我整个人呆了，感觉天都要塌下来了。我才 30 出头，就要迎来生命终点吗？眼前属于自己的生命会像一颗流星，瞬间划过后淹没在茫茫的夜空吗？说真的，那时候的恐慌和无助让我如临深渊，可怜我的父母，一夜之间白了头。看到二老的眼睛，我这个独生子再也控制不住自己的情绪，我泪奔了。

卢医生，我还有救吗？

我，爸爸妈妈的独生子，一定要勇敢地活下去，方可不辜负他们。我后来了解到，我也许可以使用靶向药物。

我还有救吗？我找到江苏省人民医院肿瘤内科卢凯华医生。经过基因检测后，我可以服用克唑替尼这种药物，虽然价格很高，但是毕竟有药可用了，这个消息让我们全家人兴奋了好久。后来我办理了慈善援助，需要每个月找卢医生检查和签字。就这样，我与卢医生结缘了。

为了治病，我将南京的房产、车变卖，回到老家贵州跟父母一起居住，由于每个月都要定期到医院做检查，所以每个月往返几千公里，成为家常便饭。每一次走进卢医生的办公室，她都会亲切地笑着对我说：陈俊夷，你又来了。每一次看到熟悉的笑容，听到亲切的问话，我一路行程颠簸的疲惫也会一扫而空。

拥有最强的力量，有底气跟病魔一战到底

后来，“卢医生肺爱之家”成立了，作为“典型”的我，也有幸上台跟很多病友“分享”了我的经历。病友们互相加油，互相问候，增进了“卢医生肺爱之家”每一位病友的信心和勇气。病友群里，很多人都羡慕我有这么积极的心态，这么好的疗效。其实，这要归功于大家，卢医生也是用爱和医德在帮助着我们，关心着我们。

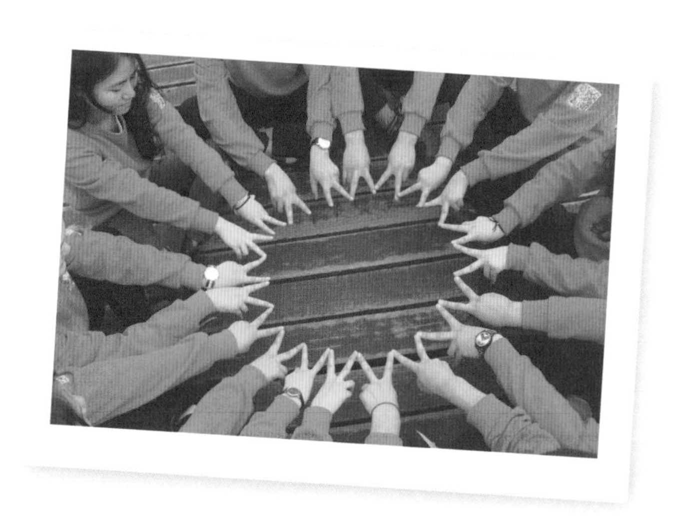

她用她的知识，用她的医术，保护着我们，爱护着我们。她的“治心”理论更加使得病友们以及亲属们坚定了信念，增加了勇气，可以笑对人生，笑对病魔。

有人问我，在抗癌的路上，是什么让我这么有力量。我想说的是，第一，自己要勇敢，才能让身边的人感受到你的力量，并将所有的力量形成合力；第二，我遇到了好医生，有了抱团取暖的团体，我们不再难过，不再低落，我们有勇气、有信心、有底气跟病魔一战到底，在卢医生的帮助下恢复健康，不辜负关心我们、爱我们的人的期望。

因为有爱，我们会有期待，纵使失望，也是一种幸福，虽然这种幸福有点痛。

患者：陈俊夷

2018 年 9 月

因为有你们，我从来没有害怕过

都说 50 岁是女人的一道“坎”，似乎有一些道理。今年，我已经 60 岁，感恩我的家人，感恩我的医生，感恩这个温暖的世界，原来越过这道“坎”，风景是如此的美！

没想到，“小瘤子”也能闯大祸

一直以来，我的身体都很不错，照顾全家人的生活，做做家务，偶尔追追剧，小日子过得还比较惬意。直到 2010 年的“便秘”打乱了我的生活。

岁数大了，便秘就会来，加上更年期，小小的便秘“纠缠”得我很不舒服。无奈之下，我只好到医院就诊，结果已经是“肠梗阻”，进一步检查得知，原来自己患上了结肠癌。

医生安慰我，说现在这个癌种的预后较好。我只对医生说：那就手术吧！我其实挺幸运的，手术的过程中，“好事”的医生发现我有一点点异常，原来在胃和十二指肠间还有一个间质瘤，一次手术拿掉了两个瘤。

回家后，我更多地关注肠癌，没有想到这个不起眼的间质瘤竟然也来惹祸——转移了。

听医生的话，肿瘤“不见了”

手术后，我定期到医院做检查。2015 年的一次检查后，医生告诉我，肠子没有什么问题，但肺和肝似乎不太好。

是肠癌转移了，还是又出现了肺癌和肝癌？家人帮我找到了江苏省人民医院肿瘤内科卢凯华医生，她仔细看了片子后告诉我，不太像是肠癌转移，让我别紧张。随后进行了穿刺，原来是间质瘤转移到肺和肝。这可怎么办？总不能再开两刀吧。卢医生告诉我，现在的医疗技术还是很先进的，经过基因检测，我可以吃靶向药。

我这个人最大的特点就是“听话”，尤其是听医生的话，我知道，我和医生共同的敌人是病魔，我们是战友。听了卢医生的话，我开始进行靶向治疗。一段时间后，肺上的转移灶不见了，但肝上的病灶不太敏感，随后我进行了消融手术。如今，我的肺和肝都是健康的，

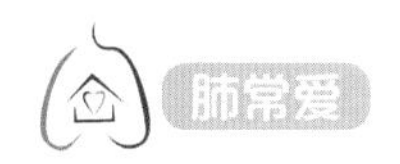

每次的肿瘤指标也非常好。

卢医生也时常提醒我，好好活，好好吃，别乱吃保健品，一天三顿吃好，就非常好了。

感谢你们，我的家人

我一直比较乐观，我一直认定我会好的，所以从诊断第一天开始，我从来没有掉过一滴眼泪。可是我的大妹妹哭得不行，她说，她绝对不会让我有事。在接下来治疗的日子里，她每天来医院陪伴我，每天做很多好吃的送到医院。我的弟弟特地从外地赶回来，给我打气，看到病床上的我，他心疼不已。小妹妹还没有退休，于是天天给我打电话，为我买了好多日用品和食品。

当然，特别要感谢的是我的爱人，住院期间，他全天候伺候，

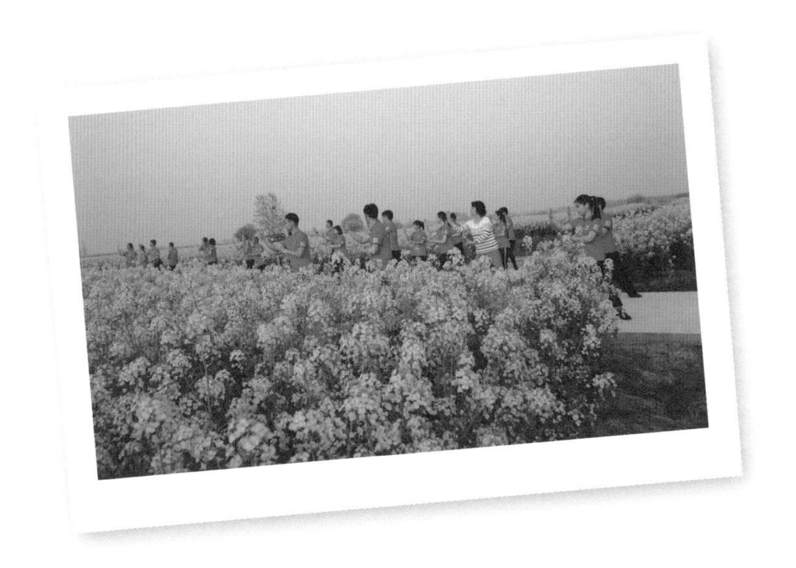

每天把我拾掇得干干净净，不管白天上班多累，晚上他都会帮我擦身、洗脚，每个脚丫子都搓得干干净净。那个认真劲，让病房的其他人好生羡慕，也感动着所有的医护人员。小姑子心疼我和她哥哥，也经常过来陪夜。

生病，是我的不幸，幸运的是，我遇到了好医生，我有爱我的家人。治疗期间，我虽然身体痛着，可是心里暖暖的。因为你们让我懂得感恩，让我在任何时候都不觉得害怕。

现在正常生活，并照顾全家生活

如今，一切恢复正常。除了定期到医院去做检查，在家吃药，其他的方面，我和生病前几乎是一样的，别人都说，我一点看不出来是一位病人。

是啊，我的自我感觉也非常好，又开始做家务，开始照顾 80 多岁的老妈。老妈单独过，一有时间，我就坐公交车去老妈家，给她做家务，给她包饺子、做馄饨，和她聊天。

在家里，除了做做家务，出去散散步，和朋友们聚聚会，我也开始追追剧……生活真的很美好。

患者：单建华

2018 年 9 月

癌症患者的 100 分是这样炼成的

我是一名会计，“忙”是我日常工作、生活的主题词。一直到我生了病，才把这个围绕我很多年的词放到一边，重新思考另外一个词：从容。

好累：白天忙工作，晚上忙带娃

因为工作忙，我将生孩子的时间一推再推，可是再不生，自己可能就生不动了。2011 年，我的儿子来到人世间，因为他的到来，我的生活更加忙碌了。

白天，在单位上班，几乎到了单位一坐下就很少再抬屁股，每天忙得连一杯水都喝不上。说出来别人都不敢相信，我经常是想喝水的时候去倒一杯水，水很烫，于是先工作，可是忙着忙着，水凉了，自己也忘记喝了。因为会计这个职业容不得半点马虎和差错，所以

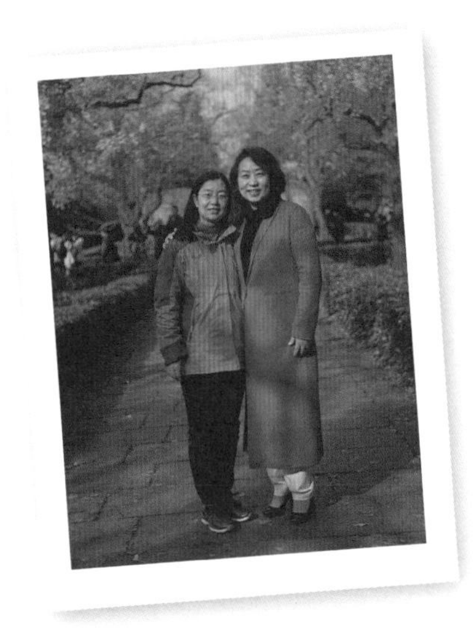

我每天精神紧绷，压力很大，加班加点也是常有的事情。

下班后，拖着疲惫的身子回到家，看到嗷嗷待哺的孩子，你还不得不展开臂膀迎接他的热情。孩子小，喜欢和我在一起。做过妈妈的人都知道，晚上带孩子睡觉，其实自己很难进入深睡眠，心里总担心没有照顾好孩子，让孩子生病。孩子一生病，大人孩子都要遭罪。

长期过着这样的日子，我真心觉得很累，但似乎也没有太好的解决办法。

看病：就当让自己的身体休息一下

终于，我的身体熬不住了，咳嗽不止。一开始以为是自己的咽炎犯了，也没有太当回事，可能太累了，免疫力下降了。但是爱人坚持让我去做检查，这一检查，就没有停下来。CT检查完了，不容乐观，肺癌的可能性极大，医生就建议我做穿刺。

我这个人“反应迟钝”，也没有想过这是不太好的预兆，穿刺结果出来，果真是肺癌。接下来就是手术，因为是微创，心理压力小很多。终于可以放下工作，好好地休息一下了，让自己的精神彻底放松一下。

抵触：就是不去搞清自己的病情

那段日子，除了我住院，家里也乱套了，孩子得了水痘，公公又中风。为了帮爱人解决一些难题，我在病床上打电话，帮儿子和公公找资料，找医生咨询……

让我自己也觉得奇怪的是，我不停地帮孩子和公公上网查资料，就是不愿意给自己找资料，内心似乎在抵触某个东西。之前同病房的病友跟我一样，种种迹象表明是肺癌，可最终结果却只是个脓肿，我觉得，可能我也是这样吧。现在想想，可能那是在自欺欺人，其实是我一直不想去承认，自己得了肺癌。

正视：正确面对才能真的有疗效

手术后需要进行化疗，我找到了卢凯华医生。她告诉我，一定要正视自己的病情，躲避是躲不掉的，正视但不要害怕。她的话真的很温暖，看到她，我心里就踏实很多。

我逐渐地了解了这个病，也知道这个病的一些治疗方法。其实我的情况还是比较严重的，并不是仅仅手术就可以解决的，但是也有方法可以治疗。身体是自己的，什么样的心理状态能有更好的疗效……我仔仔细细地研究起来。

现在的我，已经和肺癌斗争了 5 年，除了抵抗力差一些，其他方面都正常。很多人问我秘诀是什么，我想说的是，抗癌的路上，需要做 100 分的患者，100 里的“1”是信心，这个只能靠自己，而且永远不要放弃。第一个“0”是专业的医生，跟对医生很重要，卢医生的思维很缜密，思路很成熟，治疗方案又好又准。另一个“0”是健康的生活方式，拥有了健康的生活方式才能更利于身体，熬夜、油腻食物……统统抛弃，有点时间可以看看书，散散步。

抱团：有了归属感

特别喜欢“卢医生肺爱之家”，说实在话，这个“家”很温暖，它总会让我“悬着的心”放下来，患者之间还可以互相打打气。

有一段时间，我的后背老疼，当时我就担心：是不是复发了？于是在微信群里咨询了一下，群里一位大姐告诉我，她也有过这样的情况，尤其是在阴雨天，后背就会疼，其实没什么大碍。听完之后，当时我的心里就踏实了很多，再看看检查结果，果然印证了那位大姐的话。后来，我也会安抚其他病友。在这里，抱团取暖，有问题在群里问，有什么感受，别人也能感受。

生命是一段旅程，有起点就会有终点。每个人都是行者，每个人都在修行。就像这秋天的梧桐树叶，绿了黄，黄了落……在这往返重复间，因为懂得，所以美好，因为存在，温暖相随。

患者：章倩

2018 年 9 月

两幅十字绣

卢凯华医生有两幅十字绣，挂在家里快10年了。两幅都是很费心思的满屏绣，关键是两幅作品背后的故事更让卢医生难忘。她将两幅十字绣一直挂在家，也是希望借此勉励自己，不忘自己的从医初心。

“你救了我儿子，就等于救了我”

略小一点的是一幅仿油画风格的花瓶，这是一位80多岁的女士亲手绣好送给卢医生的，以此感谢卢医生给了她儿子第二次生命。

2008年，卢医生收治了一位50多岁的肺癌患者王先生，已是晚期，且辗转多个医院也未能得到有效的治疗方案。初次见面，卢医生就发觉王先生情绪并不“高”。她深知患者情绪对病情发展影响很大，于是调整了沟通方式。她一边详细地了解王先生的各项生理指标，一边又轻描淡写地用“问题不大”“有希望”来鼓励王先生。后来，王先生的病情得到了控制并逐渐恢复。

工作 20 多年，卢医生从死亡线上拉回了太多的患者。对王先生，卢医生起初并没有太留意。直到有一天，王先生 82 岁的母亲带着亲手绣的十字绣上门感谢，卢医生才知道，王先生是家中独子，离婚后一直单身，也无子女，与母亲相依为命多年。儿子查出肺癌晚期后，老太太心都碎了，每每想到儿子将离开自己，老太太就感到特别无助，只能以泪洗面。如今儿子重获新生，82 岁的老太太克服了视力和体力上的不济，亲手绣了一幅十字绣表达自己的心意。因为在她最无助的时候，是卢医生救了她。

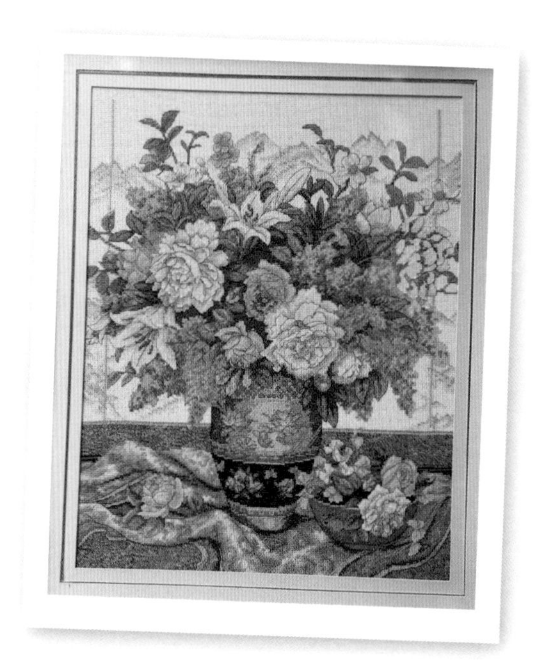

其实，老人的感受卢医生深有体会。卢医生上高中时，父亲突发重病并很快离开了她们。“特别希望能有人来帮帮我们，救回我的爸爸。”卢医生说，患者家属得知亲人重病后的那份无助，她终生难忘。从那时起，卢医生下决心要成为一名医生，为无助的患者送去希望！

“你的每一句话都是那么有力量”

另一幅一米多长的十字绣是一幅“清明上河图”。满屏十字绣因为没有空白处，所以最难绣。而“清明上河图”又是最难绣的那一类，因为画面内容丰富，几乎每个像素点都由多种颜色组成，得不断换线。这幅十字绣是一位肺纵隔上长着直径10厘米“巨瘤”的肺癌患者在患病期间绣制的。

2008 年，李女士查出肺纵隔上有肿瘤，而且在不断增大。经人推荐，她挂了卢医生的号。“一对唉声叹气的老夫妻，被卢医生几句话就逗乐了，出门办手续的时候眼神都变得特别有力量。”李女士说，第一次看卢医生门诊，候诊的时候她就喜欢上了这位医生。

因为年轻时做过两次大手术，李女士虽然才 60 岁，但身体已经很弱，她肺纵隔上的肿瘤对放疗、化疗手段也不敏感。卢医生便制订了稳妥的治疗方案，用抑制类药物控制肿瘤的生长，最大限度地保证李女士的生活质量。

因为要抑制肿瘤生长，李女士需要坚持每月服药。每月几千块钱的报销单让单位有了想法，每次去报销，看着年龄和自己女儿相近的同事对自己各种冷眼，李女士倍感煎熬，但为了活着，她忍了。

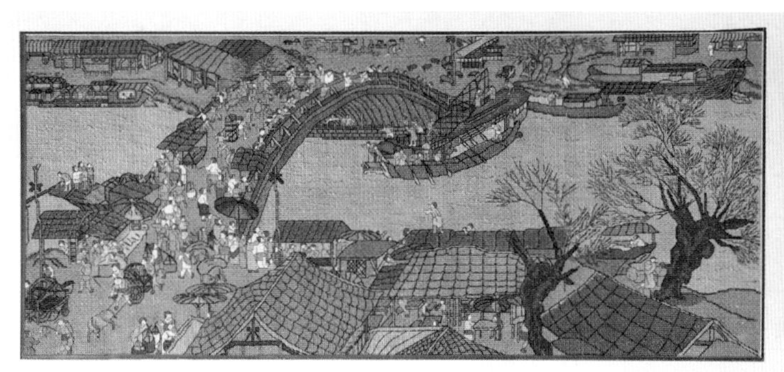

很快，单位又对李女士的治疗方案提出异议，让其到指定医院的指定医生处问诊。可病情和身体情况放在那儿，指定医院的指定医生也很难调整出新的治疗方案。李女士被踢了一圈皮球，也未能拿到让单位满意的治疗方案。李女士胸口压着个大肿瘤，每月还要受冷眼，性格内向的她选择了放弃。她和卢医生说明了情况，不想再看病，也不想再服药了。听完这些，一向有点“霸道女总裁”风格的卢医生说话风格立刻就变了，李女士至今都记得卢医生耐心安慰自己的场景。卢医生首先帮李女士换了另外一种抑制药，价格便宜了，缺点是不是一个月打一针，而是每天上午和下午都要到医院注射。然后，她又苦口婆心地劝李女士，就当每天来医院上班，省下的一万多元钱就是工资。那一刻，李女士能感受到卢医生是真心在帮自己渡过难关。

“卢医生是个好人，我就想谢谢她！”不擅交际的李女士同样想到了十字绣，为了表达自己的心意，她选了最难绣的“清明上河图”。当时，李女士体内的肿瘤已经很大了，呼吸不畅，手脚浮肿。担心自己来日不多，她就抓紧一切时间，每天除了“上班”打针，其他时间基本都坐在那儿绣。夜里胸闷、咳嗽，李女士睡得少，只要醒了，她就会绣一会儿。用了近一年的时间，终于完成了。（幸运的是，李女士的肿瘤后来经手术切除了）

“拿到那么大一幅‘清明上河图’，我都震惊了！这还是出自一位癌症患者之手。”从医多年，卢医生觉得这件礼物给她的触动最大，也坚定了她一心为患者带来希望的从医初心。

患者家属：张筠

2018 年 9 月

老太婆，你是我这辈子最大的幸福

精神抖擞，铿锵有力！大家都这么评价我的状态。是的，现在的我，再也不是那个把墓地买好要跟这个美好世界说再见的人了。从 2015 年获知患肺癌到现在，从阴霾到阳光，我感觉日子越来越好，心情也越来越好。一路走来，需要感谢的人很多，最想感谢的是我的爱人。

噩耗传来，“理智”的我去买了墓地

我是一名普通的南京人，比较粗线条，平时没有什么特别的爱好，也就爱吸点烟，当然，和那些老烟枪比起来，我只是“小儿科”。

孩子们成家后就不住在家里，我和爱人过着平凡的日子。2015 年，

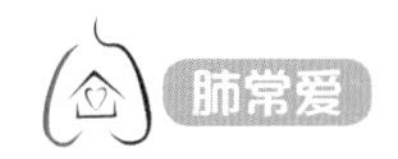

我的精神状况不佳，老想睡觉，有时在厨房烧菜都打瞌睡，可是躺到床上又睡不着。爱人有点担心，但我告诉她，自己快 80 岁的人了，就是机器老化了，没有什么大碍。

可是爱人坚持让我去医院做检查。我现在想来，幸好有她的坚持，否则我可能真的无可救药了。查来查去，结果真的查出了大问题：肺癌！听到这个消息时，我的心几乎沉到了海底。回想起过去的这几十年，自己并没有做过坏事，思来想去，就是多吸了几年的香烟，心里虽然万分悔恨，可是现实是残酷的，我真的得了绝症。虽然有很多不舍，但真的要和这个美好的世界说再见了。我是男人，我不可以让爱人为我太过操心。我当机立断，和爱人先去把墓地买好，当时觉得，至少我可以知道自己未来在哪里。

不舍有她，极力配合医生的治疗

肺癌，身边有人得了以后很快就走了。我想着，就不徒劳了，把该了却的心愿了了，自然就可以安静地走了。于是我每天忙忙碌碌，安排着自己的“后事”。突然有一天，我一转头，发现家里那个身影好孤单。我走了以后，她是不是连个说话的人都没有了？这个跟我过了半个多世纪的女人，难道我真的什么也不努力就这样抛下她？而这一抛就是生死两别，我的心顿时一揪。

接下来，我做手术了，然后病灶又转移了。幸运的是，我认识了江苏省人民医院肿瘤内科卢凯华医生，她说我摊上大事了，但有救。爱人紧紧地握着我的手，我知道，她是在给我力量，她要跟我并肩而战。

不害怕未来的命运，有勇气时把眼睛睁得大大的，凝视一切；没勇气时闭上眼睛，信任着不可知的未来。我积极配合着医生的治疗，听医生的话，放松心情，相信自己会好的。

精心照顾，我成了“现成皇帝”

决定与病魔一战，我的爱人当起了先锋队。什么时候去看医生，什么时候去检查，吃什么，做什么……一切的一切，她都安排得妥妥当当，我倒当起了“现成皇帝”。

治疗期间，总有不舒服的时候，她就陪在我身边，为我按摩，希望可以减轻我身上的痛苦；我无聊时，她就给我讲笑话，讲一讲家长里短。她和我同年，真心觉得她比我更能扛事情，韧性更强，我感觉我很幸福。我是男人，我要是自己不努力，岂不是太对不起她的付出？

我在想，等我们走完了生命的旅途，然后透过一口气相视而笑，好像夫妻俩经过了一番考试，尽管成绩不是满分，但我俩都很满足。

爱的结果，不疼不痒，吃嘛嘛香

手术后，我就一直在卢医生那里治疗，可以这么说，我现在的“成绩”，有一半是卢医生的功劳。她的医疗技术很高，她对我的关心、给我的信心都是用语言无法形容的。我是幸运的，遇到了一个特别有爱的医生，一颗心挂在患者身上，让我很感动。

当然，另外一半是我爱人的功劳。现在的我能吃能睡，吃嘛嘛香，身体很棒，家里什么事也不用我烦，每天睡到自然醒，看看报纸、散散步，全天候被爱人伺候着，我是幸福的。

感谢我的生命中有卢医生、有爱人。我想对卢医生说，生命有终点，爱心无止境，你的爱润养着患者，是患者之福，更是社会之福，遇见你是我人生的幸运。我想对爱人说，老太婆，谢谢你，我会用余生来感谢你，你是我这辈子最大的幸福。

患者：田胜武

2018 年 8 月

卢医生肺癌之家2018春季踏青行
—— 生命就是一场修行
卢医生肺爱之家

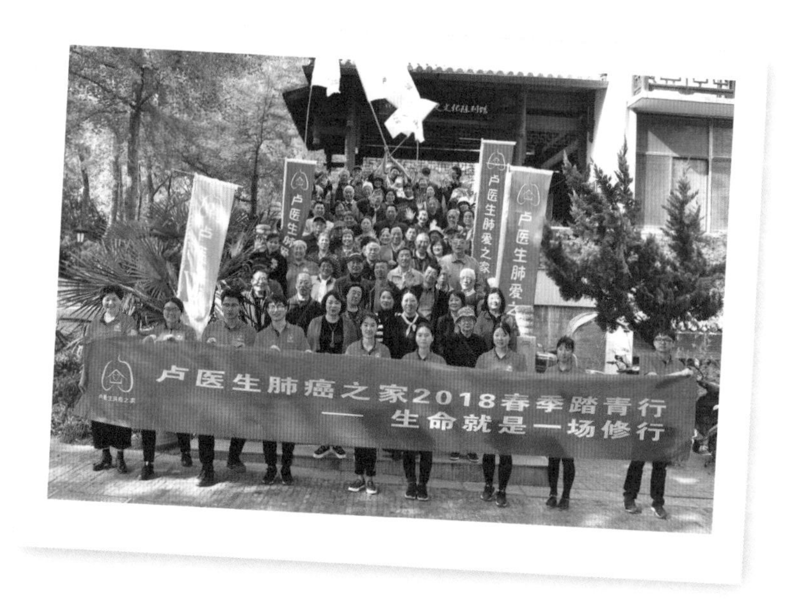

8 年医患情

我的爱人董桂香自 2009 年 7 月查出肝癌以来，至今已整整 8 年了。回顾 8 年来的蹉跎岁月，脑海中时常浮现出一个人——江苏省人民医院肿瘤科的卢凯华医生。

我们和卢医生原先并不相识。2009 年 7 月 10 日，董桂香体检提示肝部有问题后，我决心带她到南京最好的医院——省人民医院去。正巧几天前看到《南京日报》上刊登了一篇“独特疗法让晚期肿瘤患者存活”的报道：“近日，省人民医院肿瘤科副主任卢凯华……采取与国际接轨的方式，应用最先进的治疗方法，接诊的大部分晚期肿瘤患者均存活至今，效果显著。”这无疑让心乱如麻的我看到了希望。更巧的是，卢医生的专家门诊是每周二上午，这也正好是我周一下午拿到验血报告后找专家看的合适时间。于是就结成了我

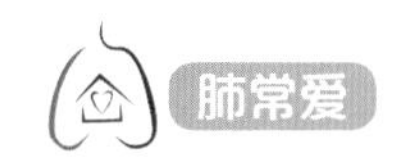

们的医患缘。

初诊时卢医生就给我留下了很好的印象。她没有架子，平易近人。见我十分焦急、忧虑，她立即温言安慰，很快拉近了我们之间的距离。当我拿出3天前在市级机关医院拍的CT片时，卢医生和李薇医生来回看了很长时间并反复讨论，这让我对卢医生工作的认真负责有所认识。卢医生建议我爱人再在省人民医院做一次磁共振检查，我立即同意了。临走时卢医生还叮嘱我爱人晚上要睡好觉。这也使我体会到：一个医生，不仅要有好的医术，更要有对患者的爱心。事实上，在董桂香患肝癌的8年中，我们碰到过很多专家。我感到他们很多都是"德艺双馨"的专家，他们在自己的岗位上尽职尽责，努力为人民服务。卢医生正是这其中的一员。他们用医术和爱心，不断地鼓舞着广大患者与病魔做斗争。

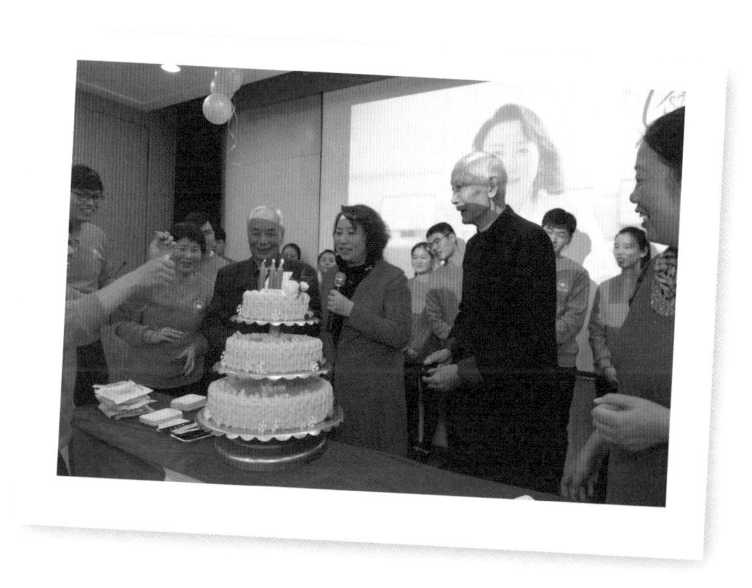

董桂香被确诊为肝癌而且较严重（大的肿瘤已近 10 厘米，且子灶也超过 4 厘米，同时还有较严重的肝硬化）后，应我们的要求，卢医生推荐了外科主任医师张峰，并热情地写了条子让我们去找张主任，张主任也表示愿为董桂香开刀。尽管后来出于其他考虑我们选择了去上海东方肝胆医院做手术，但卢医生和张医生的心意我是不能忘怀的。

卢医生工作热情。记得董桂香手术后有一次在省人民医院做 CT 检查，第二天一大早我去拿 CT 报告时，看到报告单上赫然写着："肝右叶顶部及后段多发占位，考虑肝 Ca 可能大。"我的头一下子大了：难道我们的命就这么苦，开过刀后肝癌又长出来了？（后来我们真的碰到过这样的患者：肝癌手术时只有一个 3 厘米的肿瘤，手术一个月后却长出了 5 个！）我急忙拿着片子和报告单，跑到肿瘤科找卢医生。卢医生看了片子和报告单后，一面安慰我说"不要急"，一面打电话联系影像科的专家王医生。接着，卢医生带着我来到影像楼，找到王医生。王医生认真看完资料后，肯定地说："我看不是。"说完他掏出钢笔，在 CT 报告单上划掉了"肝右叶顶部及后段多发占位，考虑肝 Ca 可能大"这一句话，写上了这样一句话："结合病史，考虑为手术后改变。"下面郑重地签上了自己的名字。我激动得不停地对王医生说："谢谢！"当然我也十分感谢热心仗义的卢医生。其实这已是第二次了。一开始在省人民医院做磁共振检查为确诊是否为肝癌时，卢医生为慎重起见，也亲自带我到影像楼找过王医生。

卢医生这样跑上跑下实属不易，怎能不让患者及家属感动?

后来经医院安排，卢医生到美国工作一年。临行前，卢医生在百忙中仍不忘把董桂香的事托付给其他医生。我们两三个月联系一次，我想这也是维系医患友谊的措施。例如2010年12月22日圣诞节前夕，我给卢医生发的邮件中写道：

我爱人得病以来，全家就像天塌了一样。还算造化，至今未见复发和转移。但我要承受的压力仍然是很大的，时时仍感如临深渊，如履薄冰。自从《南京日报》的那篇报道让我鬼使神差地找到您以后，您的热心、真挚和善良给了我很大的帮助和鼓励，支持着我在艰难的道路上坚定地走下去。值此圣诞节前夕，我衷心地向您及您的全家问好，祝您工作顺利、全家幸福、万事如意。

我将来去邮件内容均读给董桂香听。因为我认为患者和医生的精神层面交流很重要，也是治疗的一个方面。

有段时间董桂香瘦得厉害，我给卢医生发邮件时谈了些具体情况。卢医生很快发回邮件，表示了对董桂香的关切，并提醒我关注肿瘤指标CEA的数据是否正常。经检查，董桂香的CEA还正常，但这倒提醒我问题还是出在消化和吸收上。采取了一些恢复胃气的措施后，董桂香的体重终于停止下降并慢慢地回升。

我觉得再好的医生，再好的医疗手段，再好的药物，都是外因，都要通过患者自身的内因起作用。因此癌症患者及家属要尽量发挥自己的潜力和主观能动性，使医患之间的合作达到更高的水平。

患者及家属是外行，必须老老实实地向医生学习，始终要明白真正的专业人士是医生而不是自己的道理。但这并不是盲从。

手术后，董桂香面临的一个重要抉择就是是否服用德国拜尔公司的靶向药索拉非尼。为此，我跑了几家医院，征求了多位专家的意见。由于当时索拉非尼进入我国才两三年，从循证医学的角度看尚有待试验，因此专家意见不一。我找到卢医生，认真向她请教这个问题。卢医生对我说，董桂香术后预防性介入未发现肿瘤血管和肿瘤染色，不等于癌细胞没有了。残余的癌细胞是肯定存在的。癌细胞的生长是呈几何级数增长的，到后来就是疯长了。卢医生问我，你是现在趁癌细胞数量少的时候杀好呢，还是等癌细胞增多到难以控制时杀好呢？我不再作声。无疑，这段话已说服了我。此外，吃索拉非尼需先自费 15 万元，这也使我们更为谨慎。由于和卢医生已比较熟悉，我就直接问她："你讲讲看，如果是你的家人得了肝癌，你是否给他用索拉非尼呢？"卢医生真诚地回答我："如果是我的家人，我肯定会给他用索拉非尼。"于是我就下决心给董桂香用了索拉非尼。卢医生耐心地给我们上了一课，给了我们在今后服用索拉非尼的痛苦过程中得以坚持的力量。

在治疗过程中，有什么问题我都会问卢医生，她总是耐心解答。和谐、积极的医患关系，是董桂香坚持下来的有力保障。

我们和很多癌友做过交流。事实证明，克服抑郁的自闭心态，以开放的心态互相交流，对癌友是十分有益的。为了更好地和广大癌友互相交流、互相鼓励、互相帮助，鼓励广大癌友更好地和癌魔做斗争，我把我和董桂香几年来的抗癌经历写成了一本书，叫《享受苦难——夫妻抗癌纪实》。2014 年该书由江苏人民出版社出版，并被国家新闻出版广电总局和全国老龄办评为“首届向全国老年人推荐优秀出版物”。在“世界抗癌日”“癌症宣传周”时，卢医生经院方同意，积极支持我及爱心人士到各病房癌友病床前慰问、宣传并赠书，受到广大癌友的欢迎。我想，这既是向癌友们献爱心，也是对省人民医院的回报吧。

我的朋友卢医生手笔更大。多年的医疗实践中，卢医生接触了很多肺癌患者，为了更好地调动患者和家属的积极性，她创建了“卢医生肺爱之家”这个互动平台，依托省人民医院多学科专家团队，

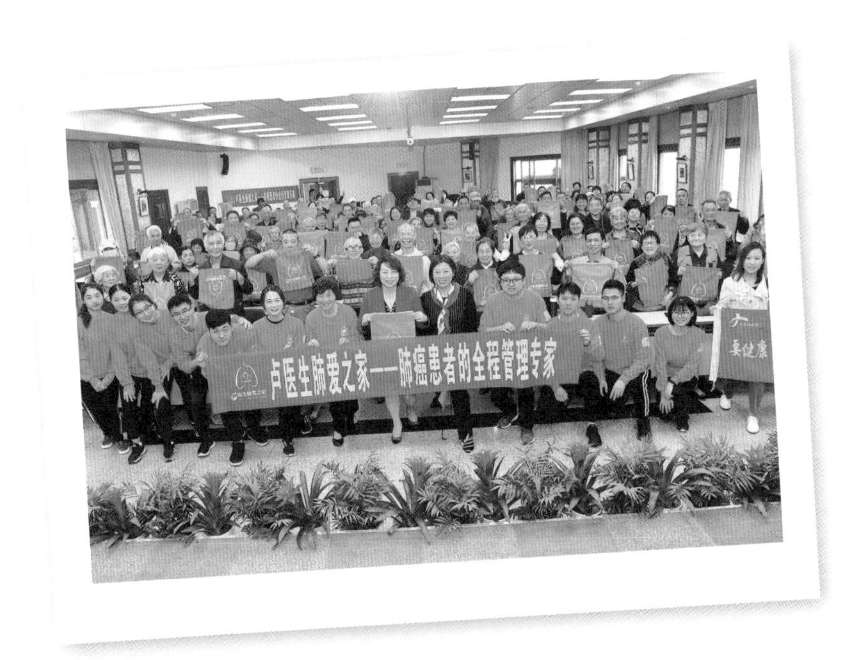

为患者提供全程的个体化精准治疗。这是医疗创新、制度创新，卢医生成为走在深化医疗改革大道上的弄潮儿，我要给卢医生大大地点个“赞”。我也将继续向我接触到的肺癌患者及其他癌症患者推介之，尽点朋友的绵薄之力。

卢医生人长得也美，当然绝非“东方淑女”，更像油画中的“西洋美人”。用句时髦的话说，有世界小姐的范儿。她为人善良，待人热情、诚信，对工作认真、负责，内心更美。我想：这活脱脱正是一位白衣天使啊。

患者家属：孙国强

2017 年 8 月

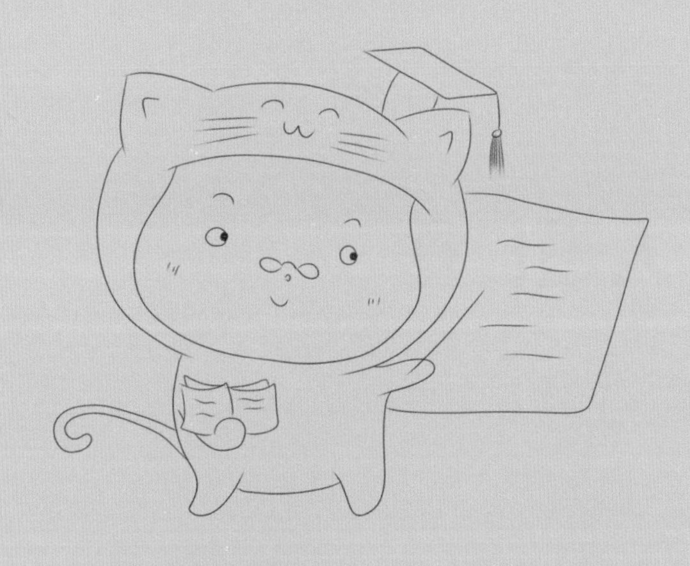

肺常道

5 年化为 1800 多个日子。那一缕缕阳光，那一阵阵风雨，只有亲历过，才能感触生命的喜悦和逝去的悲怆。

在每一次生命的轮回中，我们成长，共同见证爱来癌去，感悟生命愿景、爱的力量。

大医精诚，挚爱同道，我们心声呼唤——

愿人间有爱，世间无癌！

大道仁医

卢凯华，江苏省人民医院肿瘤科主任医师，江苏省人民医院肺癌多学科治疗团队创建人。2010 年至 2011 年，她在全球排名第一的 M. D. Anderson（安德森）肿瘤中心深造，当时所学的方向之一是肿瘤的多学科诊疗（MDT）。

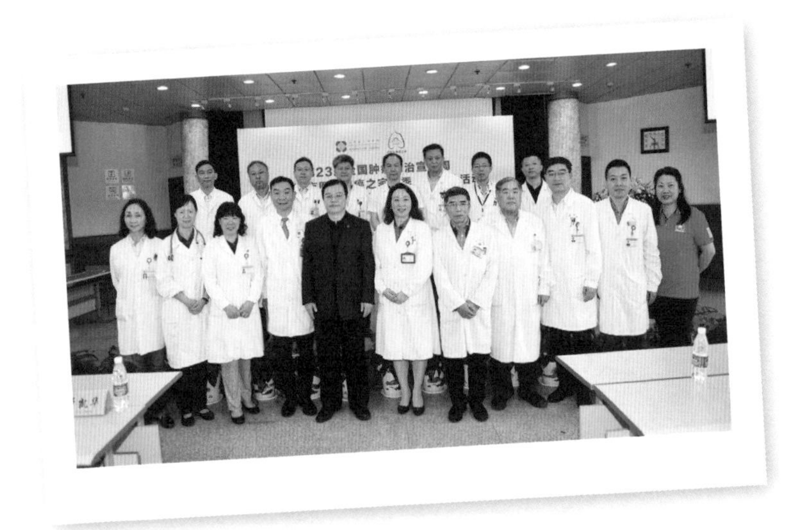

回国之后的2014年11月，卢凯华发起成立了江苏省人民医院“卢医生肺爱之家”（2018年5月更名前名为“卢医生肺癌之家”），着力打造“多学科诊疗”模式和院内治疗向院外康复服务延伸的“医患社群”新模式。如今，这个大家庭已覆盖数千名肺癌患者，大家接受专业治疗，互相交流学习。

“卢医生肺爱之家”创立以来，形成了线上线下普遍受欢迎的社群，这是一个值得关注的现象。它是基于肿瘤治疗的医疗专业社群，更是捍卫医疗专业主义、弘扬医疗人文精神、拓展医疗社群服务的开创性模式。“卢医生肺爱之家”不仅是一个现象，更是一个值得思考的经验和中国医疗新模式。

我们试图总结出一些“非常道”——肿瘤诊疗的特殊经验、方法，这不仅是肿瘤科医生需要学习的“道”，更是所有医生可以触类旁通的大“道”。

道一：肿瘤全程管理

全球平均每8个死亡病例就有1个死于癌症；全国肿瘤登记中心数据显示，近年恶性肿瘤已超过心脑血管疾病，成为我国居民的头号健康杀手。

肿瘤将是影响人类生活的长期课题，肿瘤的治疗管理，不仅是医学课题，更是社会课题。当然，首先是医学专业课题。“卢医生肺爱之家”创立的，是一种肿瘤全程管理的模式。

卢凯华是江苏省人民医院肺癌多学科治疗团队的创建人。1999年参与筹建省人民医院肿瘤科，2009年建立省人民医院肺癌多学科治疗团队，全面推进肺癌患者“全程管理”，2010年至2011年在美国M. D. Anderson肿瘤中心深造。

“全程管理”有两个内涵。其一，诊断时实行多学科联合诊疗模式。胸外科、肿瘤内科、放疗科、呼吸科、放射科、病理科等各科专家集体讨论，提出综合治疗方案，进行精准化、个性化的规范治疗。其二，患者出院后延伸管理。三甲医院床位紧张，专家门诊时间有限，患者提出：出院后，谁来管他们？卢凯华决定建立“肺爱之家”，向院外治疗延伸。

精准医疗是一种将个人基因、环境与生活习惯差异考虑在内的疾病预防与处置的新兴方法。国外前沿医疗正在研究推进精准医学引领一个医学新时代。在中国，医学界也在多方探索“精准医学”的现实化途径。

2008年9月10日，戴女士查出患肺癌，手术后经过一个疗程的化疗，出现严重的胸腔积液，随后转入省人民医院肿瘤科治疗。在卢凯华主任医师团队的精心治疗下，胸腔积液很快消失，经过6个疗程的化疗后，她出院了。2010年，戴女士的肿瘤指标CEA指数持续上升，其后也住院做过检查，但是始终找不到肿瘤，直到2015年，该指标上升到220(正常值为2以下)，戴女士决定再回医院治疗。

卢凯华再次建议戴女士治疗前做一次基因检测，结果显示：戴女士所患的肺腺癌有特殊的基因变异，而这种情况在100个肺癌患者中才有1个。“有救，找到你的靶向药物啦！”卢凯华告诉戴女士。经过4个月的治疗，戴女士的肿瘤指标从220降至4，并逐渐恢复正常。

卢凯华说：“精准医疗能够利用个人基因组信息、疾病体细胞基因突变等对疾病进行精确诊断，再依赖靶向药物等技术进行精准治疗。与个体化医疗相比，精准医疗更重视‘病’的深度特征和‘药’的高度精准性。”

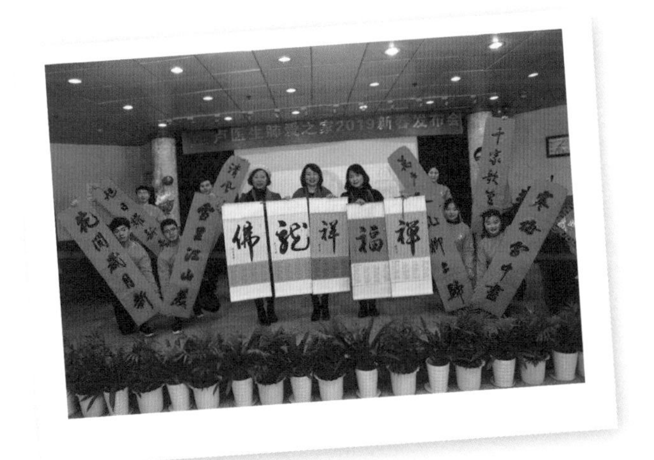

“目前，随着人类罹患肿瘤概率的增加，未来带‘瘤’生存也许将成为更多人群的常态。这部分人群在获得医疗服务后，面临大量的疑问、困惑、孤独和焦虑，医生和患者共建的特殊社群专业、正向，对于延续患者生命、提高生活质量具有特殊作用。”卢凯华医生说，“肿瘤患者的社群需要专业人士的维护和指导，也需要社群成员的互相扶持”。

这样的“全程管理”，需要医生、护士投入大量的时间和精力。这个难题如何解决？定期举办“卢医生肺爱之家”讲座，每月一期，每期一个主题。每次讲座内容通过“卢医生肺爱之家”微信公众号发出，预约100个名额的号很快就被“秒杀”。

“这样的延伸服务有很大的需求，但讲座一月一期，是不是也需要扩容？”认识到这一点后，卢凯华逐步扩展“卢医生肺爱之家”的功能和外延。扩容的结果就是：建立门户网站，上线微信公众号，招募志愿者加入肿瘤患者线上线下群落，形成“一对多”在线指导。

当得知自己得了癌症时，那种恐慌与焦虑只有经历过的人才能知道。很多肿瘤患者自发建立微信群、QQ群，抱团取暖。卢凯华说，患者之间应该加强交流、相互鼓励，共同对抗疾病，但缺乏专业医护的指导使得这些群往往成为错误信息的集散地。还有一些群被广告商利用，散布虚假信息和广告信息，以一些“偏方”误导患者。

“临床上有不少患者问我，化疗是将好细胞、坏细胞一起杀掉吗？”这样的疑惑很多肿瘤患者都有，在他们的社群里，这些知识得不到及时的专业指导。卢凯华在微信群里告诉患者：没有基因突变、无法进行靶向治疗的肺癌患者，不要轻易拒绝化疗。

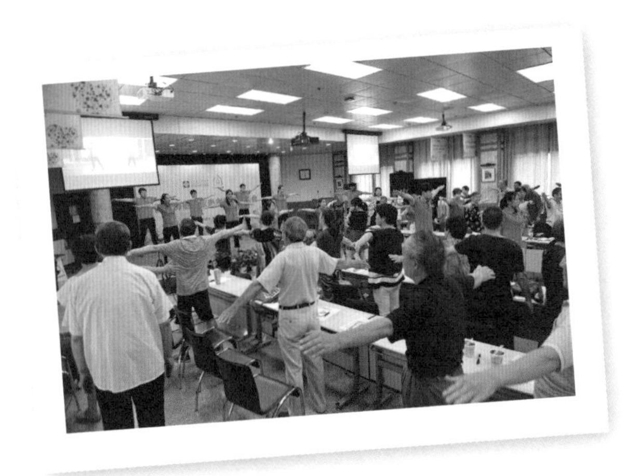

目前，“卢医生肺爱之家”已发展成由70

多名医生、护士及研究生组成的志愿者团队，对每个患者建立电子档案进行管理，已为 2000 多名肺癌患者制订适合个人的精准治疗方案。卢凯华又对“卢医生肺爱之家”进行第三次扩容和提升——MDT 联盟义诊。“虽说‘卢医生肺爱之家’是以我的名字命名，但我希望它成为南京乃至江苏肺癌诊治联盟共同服务患者的平台。”卢凯华医生说。

“肺癌的多学科联合诊疗是防治关键，汇聚多学科专家共同会诊的‘共智’，为肺癌疑难病例提供更为精准、更为优化的治疗方案，这在国内尚属首次。我希望这样的平台可以延续下去。”江苏省人民医院党委书记唐金海教授说。

道二：医学的人文关怀

肺癌是一种疾病，“卢医生肺爱之家”这个专业的团队已经不仅仅着眼于疾病本身，更着眼于这个人群——肿瘤患者与他们的家人。“我们是医生，不仅仅要治疗疾病的本身，也要帮助患者达到身心灵的痊愈。”卢凯华医生认为。

2016年7月21日，省人民医院肺癌多学科治疗团队创建者、肿瘤科主任医师卢凯华，通过“卢医生肺爱之家”公众号发出一封邀请信。邀请对象不是肺癌患者，而是他们的家属——病患的照护者。信的内容朴实无华，但理性中有着临床医生的感同身受和医者可贵的同理心。

卢凯华医生写给病患家属的一封信（节选）

我是一名肿瘤科医生，20 多年的临床经验中，看见无数家庭遭遇突发癌症、突然的变故，无限地忧伤。我想对家属说，当你面对这突如其来的打击时，首先，你应当坦然面对亲人患癌的现实。你说做不到啊！所以，只有体验过的人，才有痛彻心扉的万千感受。

作为癌症患者的家属，一旦得知自己亲人，特别是至爱的亲人患了恶性肿瘤，你的第一反应会是怎样？很多人说是晴天霹雳，不知所措。我们经常见到家属们在背后默默痛哭，但面对患者的时候，他们还要强装笑容。在得知确诊的第一时间，很多家属会问，怎么会得这种病呢？怎么会发生在他（她）的身上呢？我们家属没有肿瘤遗传啊！接下来，还有无数的问题：真实的病情，说还是不说，怎么说？手术、放疗、化疗……还有数不清的治疗方案放在你的面前，需要没有医学基础的你尽快确定，这，往往又是一场生命的考试……

扫一扫：听卢医生致患者家属的一封信（完整版）

我们希望你，尽可能详细地了解病情、治疗计划及可能的预后，以便配合医务人员进行周密的治疗和护理。

我们希望你，选择适当时机，向患者慢慢传递真实的病情信息。这有利于患者主动配合医务人员进行治疗，促进癌症早日好转或康复。

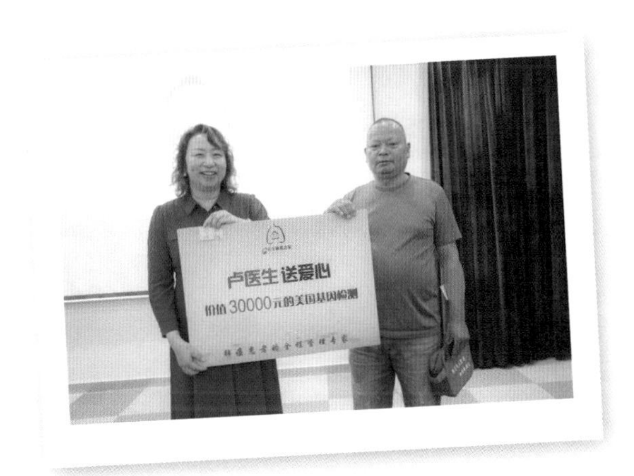

我们尤其希望你，作为家属，鼓励患者勇敢地与癌魔做斗争，解释癌症并不可怕，有好转或治愈的希望，使患者尽快从痛苦、悲伤与绝望中解脱出来。要尽可能多地陪伴患者，使他（她）充分感受到家庭与亲人的体贴与温暖，增强与疾病做斗争的信心，重燃生命的希望。

2016 年 7 月 22 日，省人民医院 18 楼会议室，可容纳百人的礼堂座无虚席，台上多位病患家属与卢医生一起畅聊。平日里，他们都是藏起自己的眼泪，全身心照护身患肿瘤的家人；这一天，他们被邀请到“卢医生肺爱之家”社群。信发出后，如连日的高温，灼热了这一群人。

“癌”要怎么说出口？这是每一个提前于患者知道病情的家属们，在说服自己面对病情之后，压在心头的第一块重石。

“爱人身体一直棒棒的，突然在 2015 年被确诊为肺癌中晚期，他一直开朗要强，事业上稳步发展，我要不要告诉他真相？”今年 42 岁的钱女士讲述了最初得知爱人病情时的心境。

进入“卢医生肺爱之家”社群后，她结识了很多病友家属。大多数人建议，可以告诉爱人大概的病情，但不要和盘托出——这样患者可以配合医生治疗，但是也不会过于悲观。

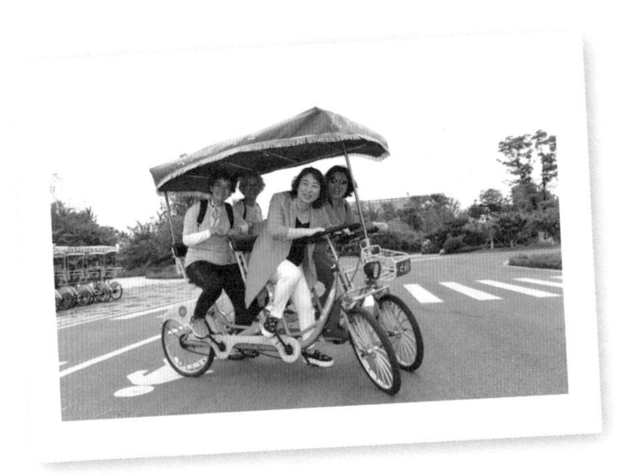

在试探中，钱女士慢慢地和爱人进行沟通。她陪着爱人度过最难捱的一周，之后，她发现爱人的性格也在发生变化。“原先他强势、要强、急躁也自信，但是经历过患病后，他开始懂得人的有限：能力的有限，对命运掌控力的有限，人在自然面前的渺小……他也变得更加宽容。有时候，他在病区讲一些笑话，逗病友开心，我也被感染地跟着笑。其实，我的压力太大，我很需要释放……”

之后，在病友家属的开导下，钱女士慢慢地把真相告诉了女儿、双方的老人。出乎预料的是，女儿似乎瞬间成熟，她开始开导父亲，变得懂事；双方的老人在难过之后，也开始分担家庭的家务负担，珍惜相处的日子。

钱女士的爱人坦然接受现实，积极进行靶向治疗，耐药后进行第三代靶向药物治疗，目前疾病控制良好。分享会上，钱女士与爱人拥抱在一起，让现场很多人落泪。“我不希望分享更多的悲和哀痛，我更愿意分享：一个家庭，当家人遇到不测的时候，如何携手同心共同面对的勇气与爱。”钱女士说。

今年54岁的朱女士并不是肺癌患者，机缘巧合下认识了卢凯华，加入“卢医生肺爱之家”这个群体。

“我2015年初做B超时发现腹部有一个大肿块，下午赶紧去大医院做CT。那是春节放假的前一天。做完CT，老公怕我一时不能接受事实，选择了一个人默默地承受这一切，把CT报告收了起来。春节期间他虽然表现得若无其事，但内心的痛苦只有他自己知道。等到正月初六那天，他拿出CT报告，让我把工作辞了。当我看见‘腹部有积水，10厘米大肿块，大网膜肠系膜见多发结节，考虑转移’时，虽然没有那个刺眼的‘癌’字，还是忍不住大哭了一场。

“当确诊卵巢癌那一刻，我的本能反应是逃避！我不肯去医院，也不愿回家，无力地坐在地铁站的小凳子上。后来我老公想只有借助我父亲他们的帮助了。我和他一起到老爸家。我躺在沙发上，看着我爸拿被子给我盖时的眼神，那想问不敢问、想安慰不知如何开口的神态，我觉得，也许痛苦来临时，我的家人比我更需要关怀！

“就这样，我接受事实并愿意积极配合治疗，慢慢调整心态。我们上有老下有小，老公平时工作特别忙。我生病的这两三年，他既要忙工作又要照顾我这个患者，还得顾着家里的其他事情。我的父母、亲友在我生病期间一直给我信心和鼓励。有时候我觉得，为了不让他们担心，我要好好地加油，而我的坚强，也会给他们莫大的信心。就这样，你体谅我，我体谅你，大家互相给予力量，这样的力量不容易，但是真的很重要。”

而她的爱人则说了这样一句话：“作为家属，我们顶多是要面对各种压力，但是，患者本人要面对的则是生死。所以想起这些，家人就没有什么好抱怨和觉得疲倦的了……携手面对，其利断金。”

尽管看了太多这样的悲欢，卢凯华医生还是忍不住落泪，她用力鼓掌，向坚强的病患和他们的家人致敬。

卢凯华医生说，照顾患者的核心成员就是家人，从某种角度讲，他们是患者治疗和与疾病战斗期间，除了医疗以外，疗效和生活质量的重要依靠和保障。敬畏生命，全程呵护，家属的作用举足轻重，他们与医生的工作目标一致，他们更承受着各方面巨大的压力，也需要从心理到生理的关照。我们“卢医生肺爱之家”希望在全国率先做这样的事情，把“面向患者家庭的精神平台”作为“卢医生肺爱之家”这一大平台的内涵之一。

卢凯华医生一一拥抱这些肿瘤患者的家人，这是医者给予科学治疗之外的温情与暖意。这样的关爱，是现代精准医学之外的情感投射，也是对医者仁心最好的诠释。

2018 年 5 月，“卢医生肺癌之家”正式更名为“卢医生肺爱之家”。从 2014 年 11 月成立之初到正式更名，“卢医生肺爱之家”已走过 4 年时间。由“癌”到“爱”，一字之差，既是伴随着时间的历久弥新，又是水到渠成的内涵丰富。

道三："互联网 +"社群服务新模式

每个月，"卢医生肺爱之家"都会组织病友开展康复故事分享、春季踏青、优雅旗袍秀、患者生日会等丰富多彩的主题活动，邀请患者和家属共同参加。

2017 年 4 月 17 日，一个周一的上午，照理是三甲医院顶级专家最繁忙的特需门诊时间。然而，在江苏省人民医院的 18 楼会议室里，来自江苏省人民医院的陈亮、黄茂、解卫平、俞同福、王伟、卢凯华，时为中国人民解放军南京军区总医院的宋勇，江苏省肿瘤医院的陈嘉、史美祺，东南大学附属中大医院的薛涛和时为中国人民解放军第八一医院的汪栋等 14 名"卢医生肺爱之家"疑难病例多学科联盟的专家们齐齐出现。这些江苏肿瘤界肺癌领域的顶级专家们，在两小时内不仅向现场 200 余名提前预约报名的肺癌患者和家属提供义

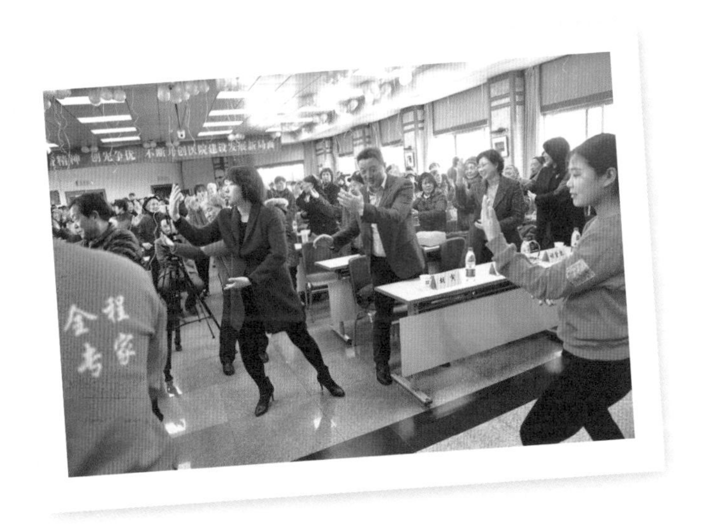

务咨询，还通过网络视频直播，与海内外近4万患者及家属进行互动。

除了多学科专家，众多的医生、护士及研究生、媒体工作人员等70余人也在忙碌着，他们共同组成了“卢医生肺爱之家”的志愿者团队，为每个患者管理电子档案，全面为肺癌患者提供“多学科诊疗”和“全程化管理”。

张家刚是一位七旬老人。几年前退休的他并没有满足于在国内安度晚年，反而选择去非洲再次创业。然而，当收到肺癌诊断书后，张家刚在回国的飞机上哭了，他以为自己将不久于人世。经过治疗后，他的身体基本康复，继而又回到非洲继续自己的工作，保持乐观心态。张家刚时不时会给卢医生发来自己的近期动态，动态信息卢医生有空都会回复。这样的患者的微信在卢医生的手机里有很多。

4年前，“卢医生肺爱之家”成立之初，只是希望做一些有关肺癌的宣传和教育，避免病友听信一些鱼龙混杂的信息。没想到，如今这个家庭越来越壮大。原来是简单的线下科普宣传，现在这个社群已借助专业的医疗网络管理平台为患者进行线上线下的服务。

在网络管理平台上，“卢医生肺爱之家”工作人员可以随时回答患者的问题，与他们沟通。“化疗是将好细胞、坏细胞一起杀掉吗？”“吃药过程中发生恶心、呕吐怎么办？”“在手术恢复期，哪些东西我可以尝一尝？”……这些都是患者们经常在平台上提出的问题，“卢医生肺爱之家”工作人员可以随时提供专业解答。

在江苏省全科专委会的指导下，接下来将有更多的社区全科医生在培训过关后共同加盟“卢医生肺爱之家”管理平台。当患者经过手术回归社会后，以后复查到哪里看？遇到感染、拉肚子等小问题时怎么办？这个时候，起到毛细血管作用的社区医院作用彰显。一方面，三甲医院的医生通过平台对社区医生后程治疗随访出院后的肿瘤患者进行指导，让患者不出社区同样能得到专业的治疗，这样既方便患者，节省相关费用，也可以提高社区医生的专业服务能力。另一方面，社区医生平时接触的居民很多，如果能够快速识别肿瘤的常见病症，并有针对性地转诊到三级甲等医院，也可以让更多患者在早期得到有效的治疗，增大治愈概率。

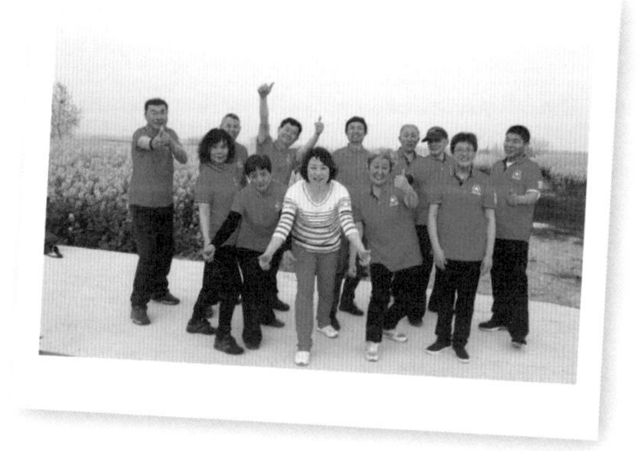

今后，“卢医生肺爱之家”还将为社区医院开通大医院转诊绿色通道，在社区医院筛查出的癌症患者在三甲医院预约挂号方面将享有优先服务。

道四：医生的个人魅力

“果断”“霸气”“正能量”“风趣”，更有患者描述卢医生是个“大美人”：“卢医生人长得也美，当然绝非‘东方淑女’，更像油画中的‘西洋美人’。用句时髦的话说，有世界小姐的范儿。她为人善良，待人热情、诚信，对工作认真、负责，内心更美。”一位患者在她的住院笔记里写道。

医生是什么形象？很多人可能会有自己的形象画像。卢医生认为，医生应该有专业范儿，这样的专业范儿也体现在着装、言谈和气质上。

随着目前精准治疗和免疫治疗在临床上的使用，更多的肺癌患者能够比以前活得更长久，且拥有更好的生活质量。2006 年以来，世界卫生组织（WHO）等国际权威机构已经把原来作为“不治之症”的癌症重新定义为可以调控、治疗，甚至治愈的慢性病。

“现在，三分之一的癌症可以预防，三分之一的癌症可以治愈，三分之一的癌症可以缓解。因此，‘带瘤生存’已成为国际上公认的普遍现象。”卢凯华说，随着靶向药物和新型药物的问世，肺癌患者存活时间已成倍增长。尤其是在第一代靶向药上市以后，肺癌患者的生存期在日本、韩国已经增长了一倍以上，我国患者的数据也比较接近。随着新药的层出不穷，肺癌患者尤其是有驱动基因突变的患者的生存期将有更显著的延长。

“病患和家人在这样的生存期里提高生活质量，是我们全程化管理的目标所在。很多癌症患者一旦发现自己患癌后，整个世界就变成了灰色，没有了梦想，没有了生活的激情。哪怕最后他已经痊愈了，也很难走出疾病的困扰。每一个患者，当他健康的时候，在家庭中，他是顶梁柱；在社会中，他可能是单位骨干。新的生活开始之后，只有找回自己的人生定位和人生目标，回归从前的自己甚至更好的自己，这样才是身心灵的痊愈。”卢医生认为。

“经过和患者的对话和相处，我也会常常思考人生——为何而活？”卢医生说，“反正越接触病患和病痛，我就越坚定我的人生观和价值观——努力和快乐每一天”。

的确，努力工作、真诚待人、开心生活，这就是平日里的卢凯华医生。无论多么辛苦，她总是能量满满，给患者和家属正能量，给周围的同事们以“鸡血”，也给自己很多乐趣和放松。

医生通过专业性，给患者信心；通过亲和力，给患者亲切感；通过乐观的正能量，感染患者和家属，给予他们更多爱的信心。卢医生没有刻意为之，但是她真正做到了。

Daisy

健康的能力

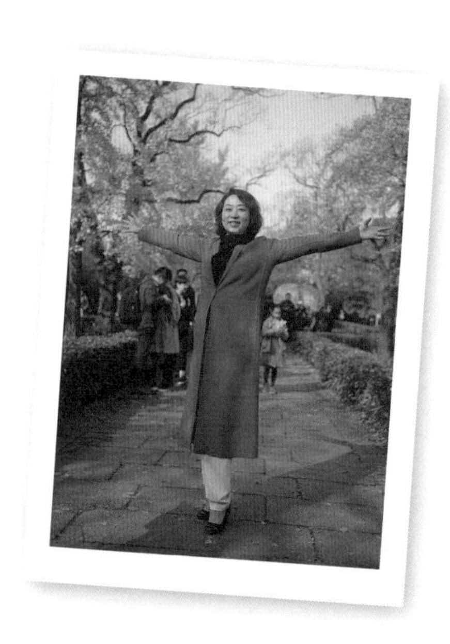

一直以来，我在门诊、在病房遇到很多人，他们的身体其实已经健康了，但是他们的精神、心理、社会面貌还停滞在患病的状态。所以，我一直想做一件事情——唤醒他们。

肿瘤患者，还有他们的家属往往关注的都是身体的健康，而忽略了精神的健康。那么，精神的健康靠什么来实现？就需要我们有健康的能力。首先，我们要意识到健康是一种能力。

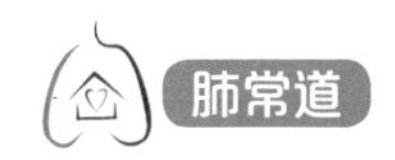

大家可能一时还不能理解这个概念。打个比方，就像“年轻是一种能力”，我们以前认为年轻是一种心态，我心态年轻了，我就年轻。其实你心态年轻了，你未必年轻。因为你还不会现代的一些科技手段，比如说“不会用电脑”“不会用微信”“不会淘宝”“不会叫网约车”“听不懂网络潮语”“不会用新媒体工具”……这样，你还能说自己年轻吗?

同理，要实现健康，也是需要能力的。

是不是我们（肿瘤患者）就不具备健康的能力呢？深度发掘一下，其实所有的人都有健康的能力，只是有的人缺乏内心的觉醒。可能这句话有些人还不是十分理解，我举个例子。我有一个患者，他今年三十几岁，在二十多岁时开始患病，是胆管细胞癌，在我这里看了五年病，当时他手术的时候是比较早期的。术后到我这里看病的时候，我就发现他比较焦虑。其实在这五年随访中，他的病情控制得非常好，没有复发，可以称为是“临床治愈”的患者。每次

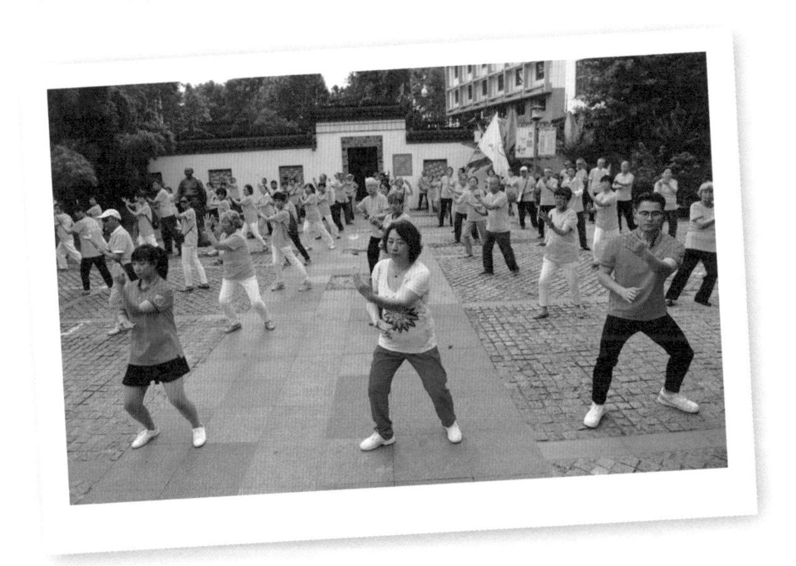

复查的时候，我就劝他可以回到工作岗位继续工作。他总说：“不行，我这辈子得了这个病，已经没什么指望了，就混混吧。”这五年，他给我的回答都是“混混吧”三个字。对于这样一位患者，他身体上是健康的，但是在家庭中，他是不能去承担责任的，他需要人照顾。在单位，他不承担工作，靠单位的社保养活混日子。在社会上，他也无法为其他群众提供帮助。也就是说，他身体的疾病已经治愈了，但是他还生活在疾病的状态中间，他已经失去了健康的能力。

其实，这种人不是普遍存在的，但是确实是一部分肿瘤康复患者的心态。我们有很多肺小结节的患者，手术切除就已经治愈了，但有些人术后还处在一种劫后余生般对肿瘤的深深恐惧中。很多时候他们像惊弓之鸟一样，咳嗽几声、吐几口痰都能联想到复发，终日惶惶不安，唯恐肿瘤再次降临。他们经常道听途说，迷信，对很多莫名其妙、毫无根据的说法，譬如这个不能吃，那个要忌口，是宁可信其有不可信其无。很多巫医神汉的说辞甚至乡下文盲老太说的话他们都信以为真，奉若神明。他们一直活在疾病的状态中，拒绝治愈。所以，总体来说这些身体已经治愈的患者还处于一种“健康的患者”状态。

对于这种情况，我一直在思考，健康是我们内在的能力，其实我们每个人都有。为什么有人可以活在健康的状态，而另一些人没有活在健康状态呢?

20 年前，我曾遇到一件事，它引发了我对健康能力的思考。

那时，我有位患者叫钱钟韩，老百姓可能只听说过他大名鼎鼎的叔伯兄弟钱钟书。钱钟韩是学术界赫赫有名的双院士，当时89岁高龄，得了肺癌。我见到他的时候，他已经做过了前期的放疗。放疗很成功，肿瘤消失了，可是半年后原位复发。因为老爷子已89岁高龄，经过高级专家会诊后，决定不手术、不放疗、不化疗，只采取保守治疗，老爷子也没有任何异议，只问了我一个问题："我还有多少时间？"

这个问题每个医生都不陌生。得了肿瘤，很多患者及家属都会问这样一个问题："我还能活多久？"我甚至有一个患者，他在生病的前五年内，每次遇到我都问这个问题，而且问几十遍上百遍。一两个小时后，我请他离开的时候，他还要问"最后一个问题"："卢医生，我还能活多久？"可以说这个问题是非常纠结于患者与家属心中的。老爷子也问了这样一个问题。对于我们来说，面对患者，我们是很难回答的。他看到我有顾虑，就跟我解释，他说："因为我手头上还有工作没有完成，我只想知道我还有没有半年时间，让我可以完成这项工作。"

当时我非常感动。他跟我说这句话的时候非常坦然，就像在说别人的事一样。我那时候还很年轻，是一个小医生，我其实心里没有底，但是为了支撑老爷子的信念，我认真地点点头。后来我每天看到他，他真的就像没病的人一样，在写字台上写写画画。他身体状态都很好，我每次让他上床检查的时候，他就像十几岁的孩子一样“噌”地就窜到床上去了，动作特别灵活。不仅仅是身体保持一个非常健康的状态，老爷子的思想活力也一直保持着健康状态。为什么这么说呢？他不仅在工作，还在看一套书《古老的密码》，并推荐给我。这是探寻史前文明一系列未解之谜的考古书，我也很喜欢看。他把其中的一本借给我，我打开一看就震惊了。这本书上他已用铅笔勾勾画画，很多地方有注解，甚至还有一些提出来的问题、设想和解决方案。我真是从来没遇到过看闲书都看到这种境界的人。所以说他的生活状态、精神状态都是非常健康的。值得欣慰的是，半年后，这位老爷子的病情仍然控制得很好，他完成了自己的夙愿，并且一直生活得坦然、健康。

当时我就在想，其实身体的健康只是一部分，如何让自己活得健康，那是要靠自己的能力的。

再举一个成功的例子，想陪儿子长大的小张。我现在还记得她几年前在我们“肺爱之家”作为抗癌明星分享的时候，穿着蓝色连衣裙站在台上美丽、自信、从容的样子。她娓娓动听地述说她的抗癌经历，告诉大家如何坚强地面对肿瘤。我也清楚地记得七年前她来到我的病房时的情景。当时她刚手术完，术中打开情况并不理想，需要化疗，而且必须终身治疗。当时她的先生跟我说，他们结婚晚，那时候小张才三十出头，儿子只有两岁多。小张知道病情后，只跟我说了一句话：“我想陪儿子长大。”当时我就觉得非常心酸，也默默为她加油。小张定期复查，按时吃药，现在七年过去了，她的身体还是非常好，她儿子跟我儿子一样大，现在上小学二年级，她的家还是一个完整、幸福的家。我觉得这跟小张自身的努力是分不开的，她用自己的坚韧活出了健康的生活，活出了一个幸福美满的家。我为她高兴！

通过以上两个例子我们可以看到，实际上除了病入膏肓的人，每个人都有活得健康的能力，每个人都可以活得很健康。哪怕我们的身体罹患肿瘤，我们仍然可以活出健康。

在创造健康生活的过程中，我们需要付出很多，其中最重要的是内心的觉醒——就是我要活出健康！而不像我们讲的第一个例子，实际上他就是放弃了健康。

我打一个不太恰当的比方。如果我们在外面遇到一位乞丐，七老八十，走路颤颤巍巍，我们会毫不犹豫地给他施舍一点。如果我们看到一个有手有脚、身强体健的年轻人乞讨，我们肯定会非常鄙视他。他完全有摆脱贫穷的能力，他为什么不去努力呢？我们肯定不会去帮助他、同情他。但是这种人，你也要唤起他的觉醒，让他去摒弃以前的生活状态。自己去奋斗，这是必须的。同理，很多处于这种不健康的思想状态、生活状态的人，也需要我们去唤醒，让他们自觉争取健康的生活状态，摆脱病态的精神与生活。

我在门诊、病房经常遇到这种患者，真是哀其不幸，怒其不争，但是又不能听之任之，放任他们这样生活下去。所以，我们要行动起来，首先争取他们内心的觉醒，让他们能够重获健康生活的能力，重回健康的人生。

我们要做的就是将一位肿瘤患者，培养成一位“健康状态”的人！

我这里还有一个成功的例子。有一个肠癌患者，11 年前他到我这里看病的时候，已经是肠癌肝转移了，当时是大面积的肝转移，肝脏无法手术，因为肠梗阻外科只能进行肠部手术把结肠肿瘤拿掉，

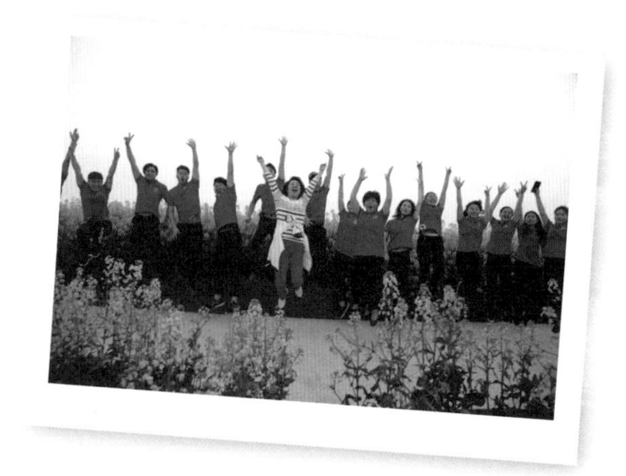

肝脏的肿瘤就交给我们内科治疗了。在此过程中，肝脏肿瘤在变小，但是发现了一个肺部的结节，因为肝脏控制得特别好，我劝他手术，希望他能够把肺部结节开掉。这时候发生了一件事情，他的家属来告诉我，老爷子在家里的枕头底下藏了一段绳子。当时我不知道绳子是用来干吗的，他们告诉我老爷子觉得自己肠癌肝转移又肺转移，肯定没有救了，人生无望，不如自己了断。于是家属和我们一起给老爷子做工作，经过不懈努力，老爷子终于卸下了心里的包袱。后来在我们多学科专家的共同努力下，他的肺部结节成功切除，在住院完成治疗后，门诊随访口服化疗药物。到现在 11 年了，肝脏肿瘤已经缩小很多，最终通过射频消融消除掉了。自从他放下包袱后，天天打扑克牌消遣，该吃吃，该喝喝，乐呵呵的，这两周来门诊随访状态

奇佳。11 年来，他是我们带瘤生存的典范。

为什么把他举例出来？因为这是通过他与大家共同努力导致剧情翻转的成功案例。在他情绪最低谷的时候，在家属和医生的帮助下，他重拾了生活的信心，重获了健康的能力。以此可以证明肿瘤患者通过努力是可能重获健康的，成功的关键不是疾病的本身，而是你努力不努力。也就是说：我们身体是否有疾病，不是决定我们生活是否健康的唯一因素。

我们最怕什么？最怕自我放弃。我们最希望看到什么？最希望看到我们虽然身体上是患者，但是我们的精神和社会面貌都是健康的。不仅自己活出了健康，而且活出了一个幸福健康的家庭，这才是最重要的。所以活出健康是一种能力，这种能力大家都有——来吧，活出你的健康！

卢凯华

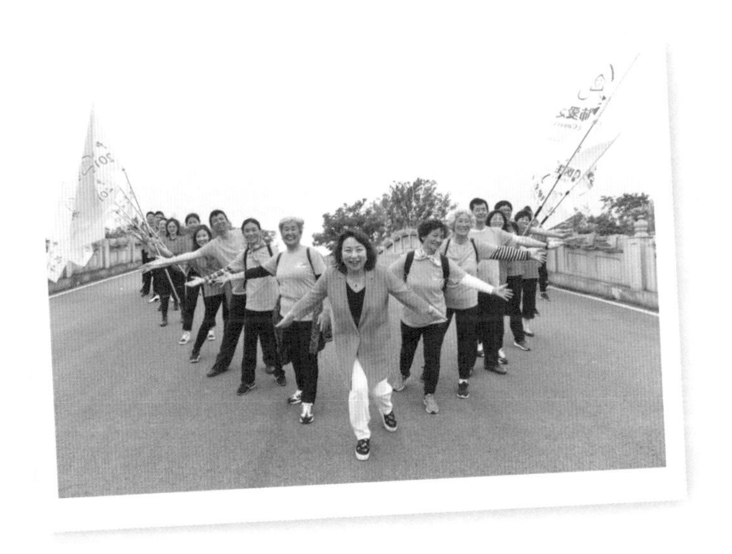

从策划到陪伴

——小芳健康网全程记录“卢医生肺爱之家”

每天早上 7 点，我的手机铃声准时响起。这个时间，江苏省人民医院肿瘤内科卢凯华医生已经在上班的路上，“卢医生肺爱之家”很多的内容需要探讨和一步一步地推进。

门诊，查房，科研，教学，卢医生会将更多的时间放在和患者的交流上。下班回到家，爱人也会抱怨她常常用手机处理患者在网络上咨询的问题，占用了和家人团聚的时间。

即使这样，她还是认为，很多肺癌患者由于缺少专业知识指导，难免病急乱投医，因此走了弯路，耽误了病情。

怎样让身患肺癌的患者，知晓病情的诊断，配合医护的治疗，选择合理的饮食，从事适当的运动，拥有积极的心态呢？卢医生和我们做了几场针对患者和家属的沟通会之后，决定在 2016 年 5 月正式揭牌“卢医生肺癌之家”（2018 年 5 月更名为“卢医生肺爱之家”）。

“卢医生肺爱之家”每月举办患者沟通的公益活动，定期选择肺癌相关的热点话题，通过专业、权威、通俗易懂的讲解，传播肺癌诊疗前沿的最新资讯，以实现“用科学说话，让肺癌患者高质量长久生存”为目标，帮助更多的肺癌患者。其面对肿瘤患者和家属在诊断、治疗、康复过程中的种种困惑，一次次地开展主题科普讲座，通过对一些典型病例的讲解以及医患、同伴、家属之间多方位的有效沟通，患者的心理接受度和依从性明显增强。

由“卢医生肺癌之家”到“卢医生肺爱之家”，5 年来，卢凯华医生一直立志于搭建一个面向患者家属的互助沟通平台、面向医学专家的学科交流平台、面向全球的肺癌科研学术平台、面向专科医生的资源共享平台、面向精准医学的临床实践平台、面向社会大众

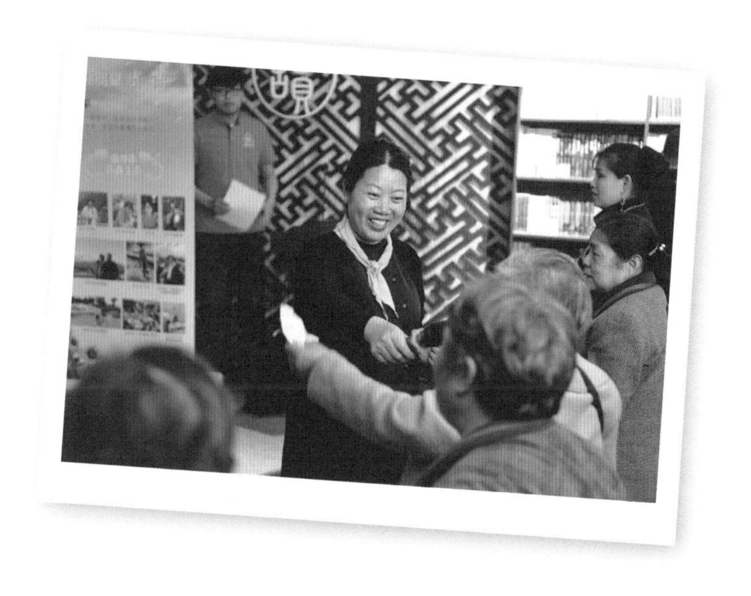

的健康科普平台、面向志愿服务的真情奉献平台。

卢医生经常对我说，她要做一个有温度的医生，长期保持学习的能力、善良的能力、创新的能力。为患者提供延伸服务，同样需要医患共同努力，尤其需要激发患者的潜能，正确指导患者以积极的心态面对癌症。一次患者的治疗过程也就是一场“西天取经”。患者是唐僧，家属是挑着扁担的沙和尚，医生是有72变的孙悟空，不同的时候需要选择不同的医生。猪八戒也很重要，慈眉善目，常常去安慰。我想到了我们的角色，作为“卢医生肺爱之家”媒体志愿者，帮助别人的同时，自己也在成长。

南京电台专业健康平台“小芳健康网”主编　王小芳

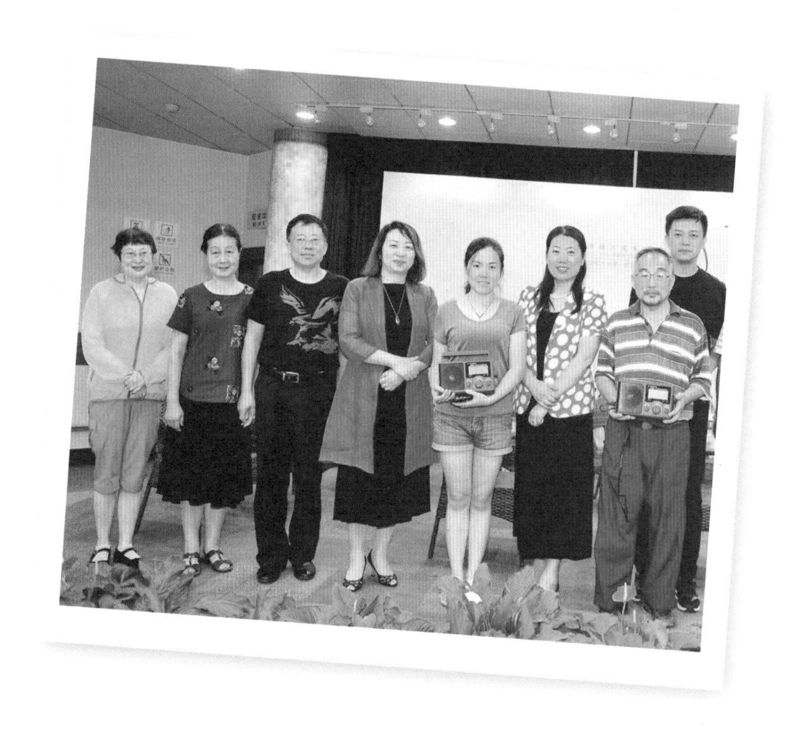

跟随卢医生上门诊

这是一位 56 岁的女性患者，刚接受完早期肺腺癌手术。她说，一个人的时候，经常会胡思乱想，有时就像掉进了一个深不见底的黑洞。参加了卢医生的讲座，真的感觉找到了一个“家”。在这里，大家相互鼓励，专家给予指导，感谢有这样一个为患者及其家属建立的康复平台，让大家抱团抗癌，让生命活出意义，活出能量。

另外一位患者，男性，62 岁，单位退休人员，体检怀疑有肺癌，一下子觉得天塌下来了。他平时不吸烟、不喝酒，家人也没有癌症，为什么老天爷对他如此不公平？他非常难受。等待诊断结果时的心焦，选择治疗方案的忧虑，医生意见不一致的烦恼……他不知道怎么熬过来的。看病，真是一种煎熬。

有位患者眉头紧锁来到卢凯华医生的门诊，说自己做基因检测，

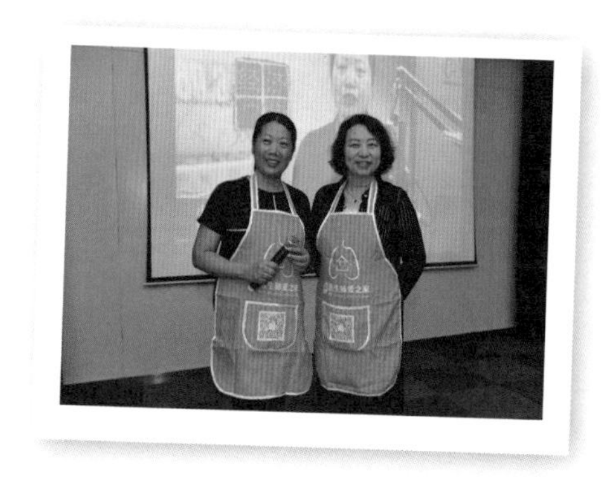

花了两次钱都没有查出来。

这些门诊的患者，大多是提前一周预约挂号，带着很多问题和困惑来到了这里。有的是子女为父母求医；有的是丈夫为妻子咨询；还有的是年迈的父母陪伴儿子问诊。温情、温暖、温馨，这样的场景出现在卢医生的每一次门诊时。

为父求医，他心急如焚

从事软件工作 18 年的黄先生，得知父亲确诊肺癌之后首先想到“百度”，输入“肺癌晚期”关键词之后，有关“卢医生肺爱之家”的消息，让他看到了希望。

那天天刚蒙蒙亮，黄先生就急匆匆地带着所有的检查资料和整理好的问题专程来到南京。怎样检查，怎样治疗，他都找到了满意的答案。当我们就要离开诊室的时候，他又慌慌张张地回来了。此刻，怎样将肺癌确诊的消息如实告诉父母成了他心头的顾虑。

为妻求医，他记录 2 年的治疗历程

刚坐下，李先生就拿出手机的备忘录，上面密密麻麻地记载着 1974 年出生的妻子王女士患病 2 年来每一天的治疗历程。

担心耐药，担心转移，他的眉头始终紧锁，陪伴妻子治疗的路也是他学习医疗知识的路。幸好在这条路上，他并不孤单，备忘录上的每一个问题都在卢医生的门诊得到了耐心的解答。问题的逐个解决，也让他的眉头渐渐地舒展。

为夫求医，检查费成了她的心病

身穿黑色圆领装的杜女士，拿着一叠化验单，一股脑地摆放在卢医生面前，口中念念有词："这个老家伙，就是不听话，求着他都不肯来医院看病。"卢医生仔细查看化验单后，建议进一步检查 PET/CT。听到这项检查需要自费 7000 元时，杜女士的眼眶红了。

为子求医，他们候诊多时

年迈的父母陪伴住院的儿子在门口已经等待多时，但是他们好像一点儿都不着急。两位老人每天给 45 岁的儿子送饭，陪伴检查，看见儿子一天比一天好起来，他们的心情也更加开朗。

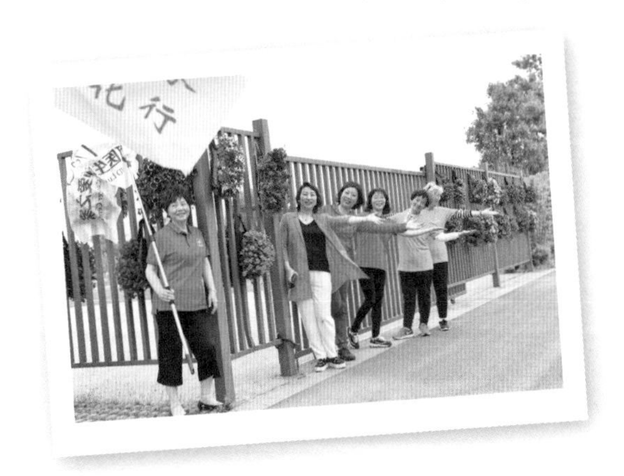

患者母亲说，我们感谢卢医生，现在虽然无法手术，但是儿子的病情在卢医生的帮助下得到了控制。这些，

都让年迈的父母有了希望。他们最大的愿望就是，有生之年儿子可以活着，哪怕用自己的寿命换回儿子的健康。

我在现场算了一笔账。一个医生的门诊，给予每个患者 10 分钟，一个上午 30 个患者就是 300 分钟，卢医生的门诊从上午 8 点到 12 点 30 分结束，期间她没有喝水，没有上厕所。

基因检测、靶向治疗、耐药应对、精准疗程，卢医生说了很多次。面对患者带来的反馈“他们说，我不能做化疗”，卢医生会微笑地问，“他们”是谁？一遍又一遍。

肿瘤患者和家属是不幸的，我想，在他们困惑的时候，可以遇到耐心解答和指导的医生，也许就是一种不幸中的幸运吧！

卢医生说，随着医学科技的进步，肺癌治疗已经进入精准医疗时代。通过规范的精准治疗，肺癌患者甚至可以和肿瘤“和平共处”，使肺癌成为一种慢性病。对于肺癌患者而言，需要像治疗高血压一样，定期进行病情的复查和随访。这样有助于医生及时了解患者的病情，一旦发现问题，可以及时治疗。定期复查和随访的另一个好处是患者能及时从医生这里得到关于肺癌治疗的最新进展，能在第一时间接受新技术、新药物的治疗。卢医生团队为每位患者做好肺癌的定制化服务，进一步提升了疾病的治疗效果，也提高了患者们的生存质量，从而延长他们的生命。

南京电台专业健康平台“小芳健康网”主编　王小芳

医患携手，让大爱之花绽放

——一位医务志愿者眼中的医患关系

2 年的时间，说长不长，说短不短。从初识“卢医生肺爱之家”，到融入其中担任一名医务志愿者，我见过微笑，也看过悲伤。形形色色的患者来来往往，留下了一段段故事，留下了一份份真情，也留下了一些我自己的感悟。

每一位肺癌患者，都是负重飞翔的天使

或是焦虑，或是悲伤，又或是沉默，在大多数普通人眼中，这就是肿瘤患者这个群体的固有形象，我也曾这么认为。但在成为“卢医生肺爱之家”一名医务志愿者之后，我心中的这种认知被彻底打破了。

这一切的改变，只因我结识了一群“可爱”的肺癌患者，他们欢笑，他们坚强，他们有着负重飞翔的莫大勇气。

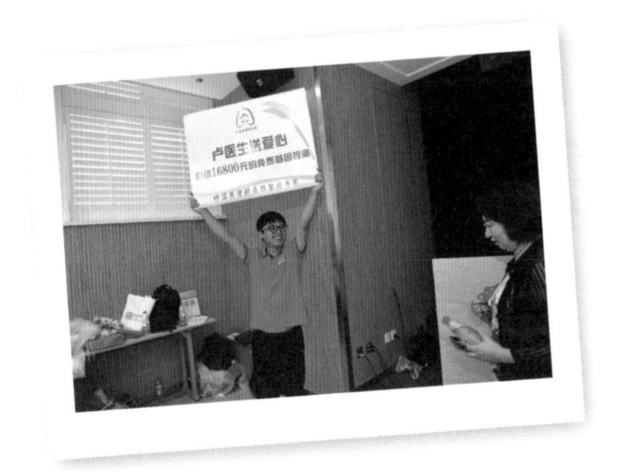

那个曾花8万块钱为自己买了墓地，如今每年清明时还要去擦得干干净净的乐观的陶爷爷；那个患癌9年，每年在肺癌手术日为自己举办生日宴庆祝重生的张大叔；那个喜欢穿天蓝色连衣裙，为了孩子笑着与疾病斗争到底的张大姐……他们，都是生活中的勇士。

世界很大也很美，勇敢的他们没有将自己限制在一口井、一个茧里，而是破茧化蝶，浴火重生，成长为一名负重飞翔的天使。

医生是患者的领航员，也是他们的圆梦人

在医院，在门诊，在病房，我见过90岁高龄的老者，也见过20岁出头的小伙子。对于他们而言，医生是他们在患病这段旅途中的领航员；而对于医生而言，患者是他们职业生涯这段道路上的旅行者。

那个为母求医，跨越了大半个中国来到江苏省人民医院“卢医生肺爱之家”的甘肃青年；那个为女求医，奔波于北京、上海、南

京等多个城市执着又坚毅的父亲；还有那个为爱求医，细心记录妻子2年来治疗历程的中年大叔。他们来到医院，向医生诉说着苦楚，寻求着帮助。医生们则竭尽所能地去治疗他们，宽慰他们，让他们在“旅行”至此时能找到明确的方向，休憩在温暖的港湾。

这个港湾，有圆梦的力量！

胸闷、气喘、咳嗽……这些躲不开的并发症始终困扰着肺癌术后患者，畅快呼吸、快速康复是他们的心愿。

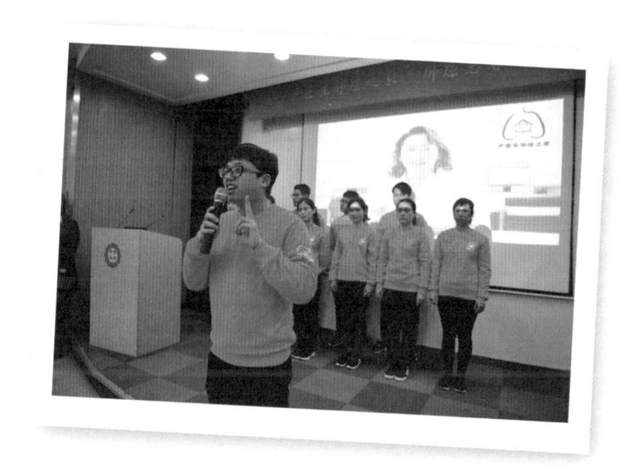

鉴于此，“卢医生呼吸操”应运而生。通过以全身带动局部的方式，松解胸膜粘连，精准定位每一肺叶、每一肺段，一呼一吸间，帮助肺癌术后患者持久改善心肺功能，获得更好的生存质量。

医生是患者的圆梦人，不仅要为患者圆“活着就好”的梦，也要为其圆“活得更好”的梦！

治病又治心，种下一颗精神关爱的种子

美国纽约东北部的撒拉纳克湖畔，镌刻着西方一位医生特鲁多

的铭言："有时去治愈，常常去帮助，总是去安慰。"这段铭言越过时空，久久地流传在人间，至今仍熠熠闪光。

它告诉我们，医生的职责不仅仅是治疗、治愈患者，更多的是要以人为本，给予他们精神上的关爱。

作为"卢医生肺爱之家"的一名医务志愿者，我见证了"卢医生肺爱之家"践行这句医学真谛的每一个脚印。

家属访谈会时，我们同欢笑，共落泪；春季踏青时，我们手挽手，一起走；重生生日会时，我们迎新生，齐欢唱……通过这些心理治疗，"卢医生肺爱之家"在每一位肺癌患者的心中都种下了精神关爱的种子。

看到每一位肺癌患者脸上的幸福笑容，我相信，这颗种子终将发芽、开花、结果，在这条抗癌之路上，帮助他们正视疾病，战胜疾病！

"卢医生肺爱之家"医务志愿者　陈飞

附录

附录一：肺癌 36 问

第 1 问：什么是肺癌？肺癌有哪些类型？

肺癌是一种生长在肺部的恶性肿瘤。临床上常说的肺癌是指原发于支气管及肺泡的恶性肿瘤，又称为原发性支气管肺癌。

根据组织病理结果，临床上把肺癌分为小细胞肺癌（SCLC）和非小细胞肺癌（NSCLC）两大类，后者又包括鳞癌、腺癌、大细胞癌等常见类型。以分子分型为基础的分类也逐渐在临床使用，根据驱动基因不同，肺癌可分为：EGFR 突变型肺癌、Kras 突变型肺癌、ALK 阳性肺癌等。肺癌的类型不同，肿瘤特点也会不同，所选择的治疗方案也会不一样。

第 2 问：肺癌会有哪些症状？

1. 咳嗽。一般止咳药难以控制，是最常见的肺癌首发症状。部分患者表现为刺激性干咳。

2. 痰中带血。严重者可出现大咯血。

3. 胸痛。约 1/4 的患者可能出现（注意和心绞痛等区别）。

4. 发热。多发生在下午和晚间，一般体温在 38℃左右（注意和感染、结核等区别）。

5. 呼吸困难。

6. 声音嘶哑。

第 3 问：哪些人易患肺癌？

1. 主动或被动吸烟者。

2. 职业暴露者，长期接触铀、镭、石棉等物质。

3. 以前罹患淋巴瘤、头颈部肿瘤者肺部曾接受过放疗的，或罹患吸烟相关肿瘤者。

4. 一级亲属（父母、兄妹）得过肺癌的人。

5. 患有肺结核等慢性肺部疾病者。

6. 长期在空气污染区域（包括厨房内）活动的人。

第 4 问：什么是 EGFR 基因突变？哪些患者容易有 EGFR 基因突变？

EGFR 是表皮生长因子受体的英文缩写。肺癌组织中 EGFR 会发生变异，被癌细胞“利用”，无休止地刺激细胞生长，最终导致癌症发生，并促进肿瘤的生长。如果肺癌患者有 EGFR 基因突变，使用抗 EGFR 的靶向药物疗效好，且不良反应小。

EGFR 突变的优势人群是：亚裔、女性、腺癌、无吸烟史患者。中国肺腺癌患者中约 50% 存在 EGFR 突变。

第 5 问：低剂量螺旋 CT 在肺癌筛查中有何价值?

目前，多排 CT 检查根据放射剂量可以分为普通 CT 和低剂量螺旋 CT，是肺癌筛查的常规手段，患者屏息数秒即可完成胸部扫描，普通 CT 放射剂量仅为 3.3 毫西弗，相当于一个人全年接受的自然环境中的放射总量。

低剂量螺旋 CT 的放射剂量是普通 CT 的 1/5，是目前筛查肺癌影像学方面最好的手段。但需要提出的是，低剂量螺旋 CT 在肺癌确诊中有时因分辨率不够高而影响医生的判断，所以需要确诊的患者不建议采用。

第 6 问：肺癌如何精准诊断?

诊断肺癌的金标准是通过支气管镜、肺穿刺、EBUS 或手术切除获取的标本进行组织病理或细胞学方法检查证实。目前，肿瘤标志物的测定只能作为参考。影像学异常（包括 X 线、CT、PET/CT 检查等异常）都要通过组织病理或细胞学检查进一步明确诊断。

精准诊断是依靠先进的基因检测技术对肺癌患者的驱动基因进

行检测，明确每个患者肺癌相关基因突变情况，进而指导个体化治疗。目前，国内比较先进的基因检测技术是二代基因测序（NGS）和全外显子检测（WES）。

第 7 问：为什么要做驱动基因检测？

肺癌驱动基因，就好比令汽车发动起来的引擎，在身体里扮演着“坏角色”，它们的突变导致肺癌发生。驱动基因可以简单地理解为肺癌发生的原因，不同人会有不同的驱动基因突变，在我国 80% 以上的肺癌患者身上可以找到“驱动基因”。

已经发现的肺癌“驱动基因”有数十种，目前临床最受关注的有 EGFR、ALK、ROS1、HER-2、MET、BRAF 等基因。这些基因与治疗肺癌的分子靶向药物的作用密切相关。对这些特定基因进行检测，分析基因状态，可判断患者对分子靶向药物的敏感性，从而提高治疗的针对性和有效性，实现肺癌的个体化治疗。

第 8 问：哪些肺癌患者需要进行基因检测？

基因检测可以找出肺癌发生、发展的驱动基因，可以帮助患者获得正确的治疗，从而达到最佳的治疗效果，产生最小的毒副作用。研究发现，80% 以上的肺癌患者存在着不同程度的基因突变、插入、移码、缺失、拷贝数变化以及基因重排、融合等外显子和内含子变异现象。因此，基因检测几乎适合所有的肺癌患者，尤其是肺腺癌患者，使患者发现基因突变和得到准确、及时的个体化救治的机会增大。基因检测的最佳时机为肺癌初治时和对药物耐药时。

第 9 问：病理报告上的Ⅰ、Ⅱ、Ⅲ级是什么意思？

病理报告上的Ⅰ、Ⅱ、Ⅲ级代表肿瘤细胞的分化程度，与肿瘤分期无关。Ⅰ级代表高分化，恶性度低；Ⅱ级代表中分化，恶性度中等；Ⅲ级代表低分化，恶性度高。

第 10 问：肺癌治疗有哪些常规方法和新的手段？

目前，肺癌的常规治疗方法主要有手术治疗、放射治疗（放疗）、化学治疗（化疗）。现在比较新的手段是分子靶向治疗、血管靶向治疗和免疫检查点抑制剂治疗（简称免疫治疗）等。其中分子靶向治疗就是针对驱动基因的治疗，在细胞分子水平上，药物有选择性地与人体内肿瘤细胞的致癌位点（驱动基因）特异性结合，影响肿瘤细胞信号传导，致其凋亡。与传统治疗癌症的方式相比，分子靶向治疗能够分清“敌我”，毒性低，疗效好。血管靶向治疗主要针对肿瘤的新生血管起抑制作用，并能使肿瘤血管正常化，可以和化疗药物起到协同增效作用，并有可能在一定程度上逆转耐药。这里所说的“免疫治疗”特指免疫检查点抑制剂治疗，主要药物有PD-1抑制剂和PDL-1抑制剂，是通过激活人体的自身免疫系统抗肿瘤的。

第 11 问：什么情况下可手术治疗？什么是肺癌微创手术？

1. 无远处转移者，所谓远处转移包括实质脏器如肝、脑、肾上腺、骨骼、胸腔外淋巴结等转移，且无纵隔多组淋巴结转移伴融合。

2. 癌组织未向胸腔内邻近脏器或组织侵犯扩散者，如主动脉、上腔静脉、食管和癌性胸腔积液等。

3. 无严重心肺功能低下或近期内心绞痛发作者。

4. 无重症肝、肾疾病及严重糖尿病者。

肺癌微创手术是在电视胸腔镜下以尽可能小的创伤达到治疗疾病的目的的新型手术方式，具有创伤小、康复快、并发症少等优点。目前应用较多，可以进行肺叶、肺段、亚段、楔形切除，主要用于早中期肺癌患者和肺功能低下的高龄患者。

第 12 问：手术后还需要其他治疗吗？

术后辅助化疗是为了消灭体内潜伏的微小病灶，防止复发转移。肺癌术后患者是否需要辅助化疗主要取决于病理分期，IA期和非高危IB期患者不需要术后辅助治疗，而高危IB期及Ⅱ期以上患者均需要术后辅助治疗。手术未做系统淋巴结清扫的IA期和IB期患者也属于高危，需做术后辅助化疗。对于术后切缘阳性、淋巴结清扫不充分、多个肺门淋巴结阳性或纵膈淋巴结转移的患者术后还需要行辅助放疗。

第 13 问：肺癌患者不能手术该怎么办？

部分不能手术的肺癌患者通过根治性放疗结合化疗或其他有效治疗手段也有治愈的希望。目前，除了手术，化疗、放疗、靶向治疗、免疫治疗都能获得较好的疗效。在确诊肺癌后，除到外科咨询外，千万不能漏掉肿瘤内科，特别是咨询肺癌的多学科专家，以免错失机会造成遗憾。强调一点，专业的肿瘤内科医生是肺癌患者全程管理的核心。

第 14 问：放疗在肺癌治疗中有何作用？

放射治疗简称放疗，俗称“照光”，利用高能量的放射线破坏肿瘤细胞，属于局部治疗。放疗既可以作为不适合手术治疗或局部晚期的肺癌患者的根治手段，也可作为手术后有纵膈淋巴结转移患者的辅助治疗手段和切缘阳性患者的补救性治疗手段。姑息放疗可以帮助晚期肺癌患者减轻疼痛，缓解压迫症状，延长生存时间。

第 15 问：怎么知道靶向药物耐药了？

一般来说，出现耐药时，靶向药物控制不住肿瘤生长，会导致肿瘤增大或转移。有些患者可能出现复发转移的症状，如之前的症状加重，或新出现咳嗽、气喘等。脑转移后，患者会出现头晕、头痛、呕吐、视物模糊等症状；骨转移患者会出现疼痛加重、压迫神经等症状。这时最好的方法是咨询肺癌专科医生，通过肿瘤标志物、影像学检查、基因检测等判断靶向药物是否耐药，及时更换治疗方法，以免耽误病情。

如何判断耐药的原因，最佳的方法是进行基因检测，通过耐药基因检测发现原因，并针对耐药进行处理。如果未能进行检测，最好由专科医生凭经验更换治疗方案，切勿道听途说，胡乱用药，以免耽误病情。

第 16 问：什么是肺癌的精准治疗？

所谓精准治疗是指在检测个体分子分型基础上，预测疾病的易感性，对疾病进行特异性诊断，评估药物的反应性，并以此为患病个体制订特异性治疗方案。其精髓在于根据肿瘤分子分型进行个体化治疗。肺癌是精准治疗应用最为普遍的一种瘤种，很多患者可以通过基因检测找到驱动基因进行靶向药物治疗。

第 17 问：靶向药物出现抗药性了怎么办？

虽然第一代EGFR靶向药疗效显著，但无论是易瑞沙、特罗凯，还是凯美纳，多数患者都会在使用药物1~2年后出现抗药性。目前，第三代EGFR靶向药物奥西替尼（AZD9291）对由于T790M突变而对第一代、第二代药物产生耐药性的肺癌患者有不错的疗效。但耐药患者中只有60%是T790M突变，另外40%的耐药原因需要用二代基因测序（NGS）来确定。另外，第四代的药物已经研制出来，效果更好，副作用也轻。

除了EGFR抑制剂有第二代、第三代药物，针对其他驱动基因如ALK融合基因的第二代靶向药物已经在国内上市，第三代靶向药物也在国外上市。还有一些新的靶向药物正在开发和临床试验阶段。

肺癌很难治愈，因为它不断地对靶向药物产生抗药性。如果对药物产生了抗药性，请不要放弃，因为乐观的心态是增强免疫系统对抗癌症的利器，而且我们还有更多其他作用机制的药物可以用于逆转耐药，如采用化疗或抗血管生成药物治疗，甚至免疫治疗。

第18问：是不是所有肺癌患者都适合做免疫治疗？

免疫治疗对一部分患者可能产生神奇的效果且不良反应比较轻，但并不是所有的肺癌患者都适合做免疫治疗，需要通过基因检测筛选出适合的患者。目前，相对比较成熟的免疫治疗疗效预测标志物是肿瘤细胞PD-L1的表达水平和肿瘤突变负荷（TMB）、MSI、MMR状态。此外，CD8+TIL浸润、肿瘤新抗原、基因状态（如Kras、p53、STK11、MET、MDM2/4等）也会影响免疫治疗的预后。对于PD-1/PD-L1抑制剂的最佳获益人群的筛选还有赖于更可靠的标志物，更需要专业医生在临床治疗中合理判断。

第 19 问：为什么首次治疗是关键？

首次治疗是指患者接受第一次治疗时，无论方法还是时机都一定要合理，要根据肿瘤大小、所处部位、组织类型及肿瘤的生物学特性、有无其他部位转移等，采取相应的恰到好处的治疗方案，才能疗效最好，不良反应最少，争取根治，力求患者活得更长、活得更好。首次治疗选择不当会给将来的治疗带来很多不利因素，所以找对医生是关键中的关键。

第 20 问：哪些肺癌患者需要做化疗？

化疗是肺癌综合治疗手段中的重要组成部分，在带瘤生存的肺癌患者的治疗中，循证医学已经证明化疗优于最好的支持治疗，没有明显化疗禁忌证的患者都可以接受化疗。对于肺癌手术切除后的患者，辅助化疗是为了降低术后复发风险而采取的有效措施；对于肺癌根治术后 IB期有高危因素、II 期及以上的患者，建议行辅助化疗。

另外，目前的分子靶向治疗、抗血管生成治疗和免疫检查点抑制剂治疗都可以和化疗联合使用，可以增加疗效，延迟耐药。

第 21 问：化疗与不化疗对肺癌患者生存有多大影响？

从晚期肺癌患者总体生存期来看，化疗是一种积极的、不可或缺的有效手段。化疗与现今很多先进的肺癌治疗手段如靶向治疗、抗血管生成治疗、免疫检查点抑制剂治疗有机联合使用后，使肺癌患者的生存期得到延长，使肺癌同其他慢性病一样，通过以药物为主的综合治疗实现带瘤长期生存。

手术后有复发风险的患者辅助化疗可以杀灭残存在体内的肿瘤细胞，降低肺癌的复发和转移风险，增加治愈概率。那种简单的将肺癌归于绝症而放弃化疗的观念，至少是停留在 30 年前的水平。

放弃化疗会缩短患者的生存时间，降低患者的生活质量。

第 22 问：化疗是不是一定会掉头发或一定会呕吐？

随着化疗药物的毒性降低，新的止吐及减毒对症药物问世，化疗的毒副作用明显降低，很多化疗方案可以做到让患者既不呕吐又不掉发，化疗反应轻微，患者生活不受影响。

第 23 问：中药治疗对肺癌患者有帮助吗？

中药治疗对肺癌是有一定帮助的。通常服用中药比较好的时机是化疗或放疗疗程结束后患者身体较虚弱时，可以通过服用中药来固本培元，增强体质，减轻前期治疗的毒副反应的后遗作用。也可以在手术后或化放疗结束后，用抗肿瘤中药作为维持治疗的手段。

由于肺癌的标准治疗是手术、放疗、化疗、靶向治疗、免疫治疗，通常治疗效果远优于中药，因此治疗期间一般不需要联合使用中药来增加疗效。此时可以服用一些具有调理作用的中药，以减轻化疗、放疗的不良反应。中药也会引起各种不良反应，特别是对肝肾功能的损伤，所以治疗期间不建议联合使用中药。

不是所有的患者都需要服用中药，可根据各人的具体情况选择是否服用中药。强调一下，切不可在身体条件许可的情况下用中药治疗取代标准治疗，以免耽误治疗，甚至痛失治愈的机会。

第 24 问：治疗期间可以吃保健药吗？

很多保健品对肿瘤的作用只是杯水车薪，有时反而可能因为其中的一些成分而危害健康，如导致肝肾功能损伤、内分泌紊乱，影响体内的激素代谢等，会产生不利影响，应该慎用。有些患者因听信不当宣传，误将保健品当作药品，甚至替代治疗药品而延误治疗。如果患者需要服用保健品，建议在医生的指导下服用。

第 25 问：服用特罗凯、易瑞沙、凯美纳期间不能吃什么？

服用特罗凯（厄洛替尼）、易瑞沙（吉非替尼）、凯美纳（埃克替尼）期间，并非忌吃柚子和葡萄，而是特指一种叫作“葡萄柚”（红心西柚）的水果或其果汁，以免发生不良反应。

此外，能够抑制 CYP3A4 酶活性的药物还包括环丙沙星、克拉霉素、泰利霉素、三乙酰竹桃霉素、伊曲康唑、酮康唑、奈法唑酮、伏立康唑、阿扎那韦、茚地那韦、奈非那韦、利托那韦、沙奎那韦等，可能影响此类靶向药物代谢，增加不良反应。具体请向医生咨询。

第 26 问：手术前需要做哪些自我准备？

1. 呼吸训练，深吸气后缓慢呼气，可增加肺通气量。（也可提前练习卢医生呼吸操）

2. 有效咳嗽，将嘴与喉咙同时打开，用胸腹力量做最大咳嗽，咳嗽的声音从胸部震动而出。

3. 戒烟、酒。

4. 进行适当的体育锻炼。

5. 加强营养，尽量进食高蛋白、易消化、富含维生素的食物。

6. 调节情绪，保证充足的睡眠。

第 27 问：化疗后，白细胞、血小板降低了怎么办？

根据白细胞和血小板减少程度选择合适的药物治疗，也就是注射升白细胞针和升血小板针，如粒细胞集落刺激因子 G-CSF、长效粒细胞集落刺激因子 PEG-rhG-CSF、重组人白介素 -11（IL-11）、促血小板生成素 TPO 等。如果降低程度不严重，也可服用升白细胞或血小板的中药。减少会客和外出，不要接触感冒的人，避免交叉感染，早晨对房间进行通风。血小板下降容易发生出血，所以要进软食以免造成口腔损伤等。保持大便通畅。少活动，慢活动，避免磕碰。随时观察皮肤有无出血点及出血倾向。出现头痛、恶心症状应及时找医生诊断、处理。

第 28 问：如何预防和治疗便秘？

肿瘤患者常见便秘的原因有三种：

1. 主要是化疗中预防恶心、呕吐的止呕药物抑制肠蠕动。

2. 阿片类止痛药物的使用。

3. 化疗药物作用。

预防和治疗便秘的方法有：

1. 保持营养均衡和补充充足的水分，多食蔬菜、水果、豆类、谷类制品以及高纤维的食物。

2. 养成良好的排便习惯，选择一个最适合自己的排便时间和排便姿势。

3. 增加日常活动时间，同时可进行腹肌的锻炼，以促进肠蠕动。

4. 服食少量蜂蜜、芝麻油、香蕉等有润肠作用的食物。

5. 必要时使用相关药物进行治疗，如乳果糖、开塞露、灌肠等。

第 29 问：肺癌患者营养不良怎么办？

营养支持治疗可改善营养不良，常用的有肠内营养和肠外营养两种方式。肠内营养就是让患者摄入调配好的营养剂。胃肠道功能丧失或吃不下东西（如肠梗阻）的患者，肠外营养支持（挂营养液）可维持生理需要。

平时，肿瘤患者要有合理的营养规划，切不可盲目忌口、偏信偏食。荤素搭配才是最佳选择，可提高白肉比例，适度补充豆制品。总之，肺癌患者无须忌口。（可以关注“卢医生肺爱之家”微信公众号查看“肺癌患者的营养管理”的讲座视频）

患者也可以在医生指导下服用一些改善食欲的药物，如甲羟孕酮、甲地孕酮等。

第30问：吗啡剂量越大，说明病情越重吗？

疼痛是一种主观感受，具有显著的差异性，相同的疼痛强度在不同的患者身上所需要的止痛药剂量也不一定相同，有些患者需要高剂量的吗啡才能达到控制疼痛的效果。因此，吗啡的剂量大小，不能反映病情的严重程度，更不能由此估算生存期的长短。

第31问：怎样监控肺癌复发？若出现复发该怎么办？

监控复发最有效的手段是定期复查。

1. 接受根治手术的肺癌患者，具体复查内容包括：2年内每3个月复查一次血常规、肝肾功能、肿瘤标志物、胸部加上腹部增强CT，每6~12个月检查一次头颅磁共振（平扫加增强）、骨扫描。3~5年内每6个月复查一次肿瘤标志物、胸部加上腹部增强CT，每12个月检查一次头颅磁共振（平扫加增强）、骨扫描。5年后每年复查一次肿瘤标志物、胸部加上腹部增强CT、头颅磁共振（平扫加增强）、骨扫描。

2. 带瘤生存的肺癌患者，规范的治疗完成以后，每 2~3 个月复查一次，具体的复查时间需根据具体的病情而定。当然，有症状或医生认为需要时要随时复查。具体复查内容包括：血常规、肝肾功能、肿瘤标志物、胸部加上腹部增强 CT、头颅磁共振（平扫加增强）、骨扫描。

出现复发后的进一步治疗取决于肿瘤复发的部位、范围、曾用过的治疗方案、基因突变情况和个人的健康状况，以及对进一步治疗的意愿等。治疗的选择包括化疗和靶向治疗、免疫治疗、放疗、手术等。当然，一定要在专业肺癌医生的帮助下制订有效的个体化治疗方案。

必须强调，复发不代表无药可治，有些复发转移的患者仍可以通过综合治疗达到治愈或长期生存。

第 32 问：治疗期间肺癌患者的饮食要注意些什么？

1. 宜进食少油或不放油的清淡食物，避免进食辛辣、油炸、油腻、腌制、熏制食品。

2. 少食多餐，避免过饱，在三餐之外可增加一些体积小、热量高、营养丰富的食品，如巧克力、蛋类制品。多吃富含维生素 C 和维生素 A 的蔬菜和水果，如西红柿、山楂、橙子等。

3. 进食时保持空气清新，进食前可口含冰片或薄荷糖等。

4. 充分补充水分，提倡少量多次饮水，适当喝茶。

5. 尽可能坐起来进餐或饮水，进餐时试着与他人交谈或做深呼吸，鼓励家属陪伴。

6. 克服恐惧心理，即使有恶心、呕吐也要坚持进食。

第33问：肺癌患者能吃“发物”吗？

“发物”这个概念本身就值得商榷。“发物”的出现多来自于民间经验的总结与演绎，其主要对象是肠胃疾病和过敏性疾病。食用某种食物容易引起某种疾病或者加重某种疾病，只有与肠胃疾病及过敏性疾病发病有关的食物才能称之为“发物”。

肿瘤患者没有必要顾忌所谓的“发物”菜单。手术、化疗、放疗，都离不开良好的身体素质，建议不必再盲目地把许多身体必需的营养物质视为“发物”，想吃而又不敢吃，势必加重患者的营养不良，使机体抵抗力大大地下降。这样不仅极易发生各种并发症，而且也会妨碍各种抗癌治疗的进行，更会直接影响疗效与康复。肺癌患者饮食不需要忌口，鸡蛋、鸡、鸭、鹅、牛羊肉、海鲜、韭菜等都能吃。

第34问：如何预防肺癌复发？

1. 戒烟。

2. 预防感冒。感冒会使人的身体抵抗力下降，肺癌有可能趁机再次来袭，严重感冒会造成肺部感染，对预防肺癌复发也不利。

3. 在医生的建议下注射免疫制剂或服用一些中成药辅助治疗，

通过药物改善患者免疫状态，提高抗病能力。

4. 饮食调理。多吃一些养神补元气的食物，如鲤鱼汤、排骨汤、山药、红枣等营养价值高的食物。均衡饮食、健康饮食，是预防肺癌复发的主要途径。

5. 保持良好的心态和健康的生活方式。

第 35 问：如何调节自己的心态？

肺癌治疗疗效不仅取决于治疗手段，还取决于患者自己的态度。进行有效的心理调适，树立战胜疾病的信心，对康复非常重要。

1. 接纳并面对现实，以积极的心态听从医生的建议，配合治疗。

2. 保持积极乐观的生活态度，走出家门，走进人群，敞开心扉，家人、朋友和社会都愿意帮助您渡过暂时的难关。

3. 参加家庭活动、兴趣爱好俱乐部等，让当下的每一天都更有意义，一味地沉溺于疾病的阴影中则不利于健康。

4. 沟通，让你的世界更加宽广。

5. 关心家人。

6. 记住活着的意义就是过好每一天。

7. 积极参加“卢医生肺爱之家”公益活动，结交朋友，互助关爱。

第 36 问：肺癌术后患者如何进行肺功能康复训练？

1. 深呼吸：患者麻醉清醒后，每隔 2 小时左右深呼吸 15 次，直到 48 ~ 72 小时胸腔引流管拔除为止。

2. 腹式呼吸：患者仰卧，两手分别放于胸、腹部，膝关节屈曲。深吸气时，尽可能地使腹部膨起，放于腹部的手随着腹部的隆起而抬高，被确认为吸气有效。然后，将空气慢慢地吐出，放于腹部的手向内上方压，帮助膈肌上移。使用腹肌咳嗽，双手合拢放于上腹部，帮助用力。

3. 做卢医生呼吸操：以全身带动局部，精准定位每一肺叶、每一肺段，松解术后胸膜粘连，循序渐进，持续锻炼，可以缓解术后疼痛，改善咳嗽、胸闷症状，减少后遗症，一呼一吸间，持久改善心肺功能。

附录二：卢医生呼吸操

患者在康复之路上，不仅需要医生的专业指导，家庭的精心呵护，还需要自身的有效锻炼。学会一套简单易行的“呼吸操”，可以帮助“肺部”快速康复。

“卢医生肺爱之家”联合江苏省人民医院康复医学中心，精心定制了一套“卢医生呼吸操”，帮助肺癌术后患者精准锻炼肺功能，畅爽呼吸享受美好生活，让我们练起来吧！

热身训练

功效：通过调理呼吸、擦鼻、抹颈等动作，提高自身免疫力。

预备式：双脚分开与肩同宽，双手自然下垂，双目内视，全身放松。

第一步：呼吸。做 4 组深呼吸，使身体处于放松、安静状态。

第二步：擦鼻。双手交叉握住，大鱼际互相搓热，左右手鱼际轮替从印堂顺着鼻翼往下摩擦。重复做 4 组。

第三步：抹颈。双手掌心相对，互相摩擦，左右手轮替从近侧耳后摸向远侧耳后，然后顺着耳后向着大椎穴方向抹擦，指尖尽量向对

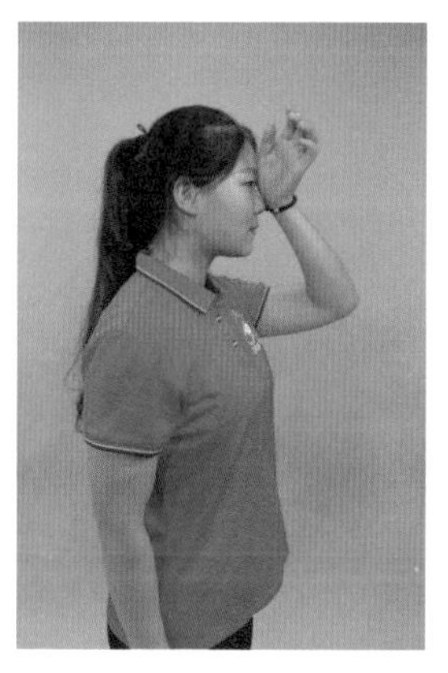
左手擦鼻

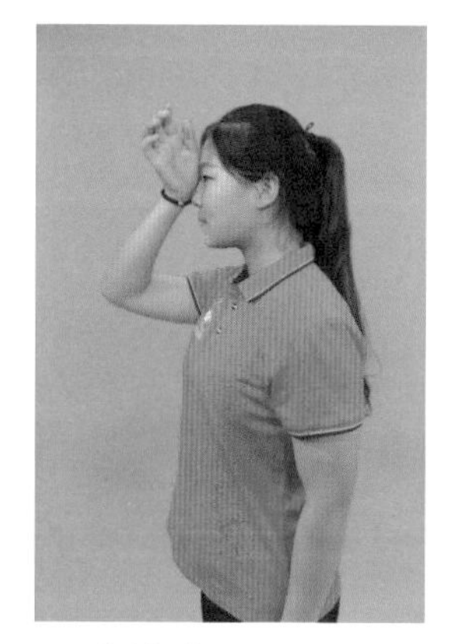
右手擦鼻

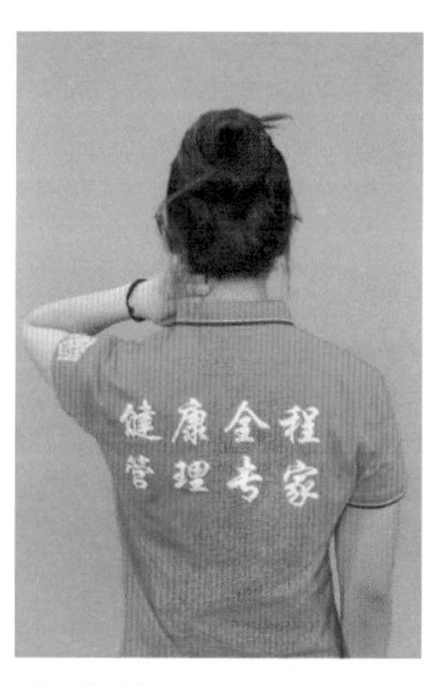

左手抹颈

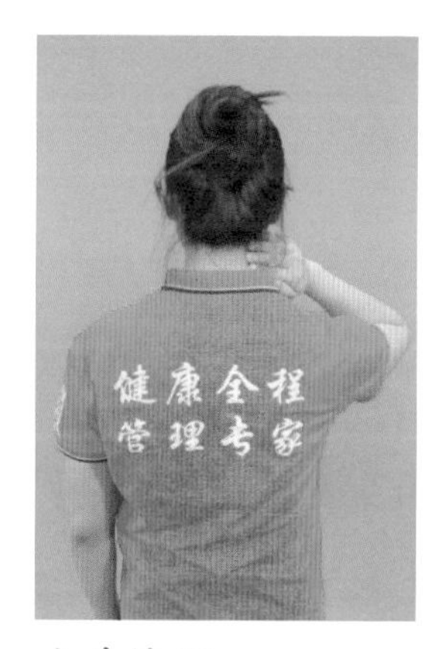

右手抹颈

侧耳缘靠近。重复做 4 组。

第一节　耸肩呼吸

功效：有助于活动肩胛骨，扩张肺肩部，松解胸膜粘连，增加肺活量并加强呼吸功能。

预备式：双脚分开自然站立，双手自然下垂。

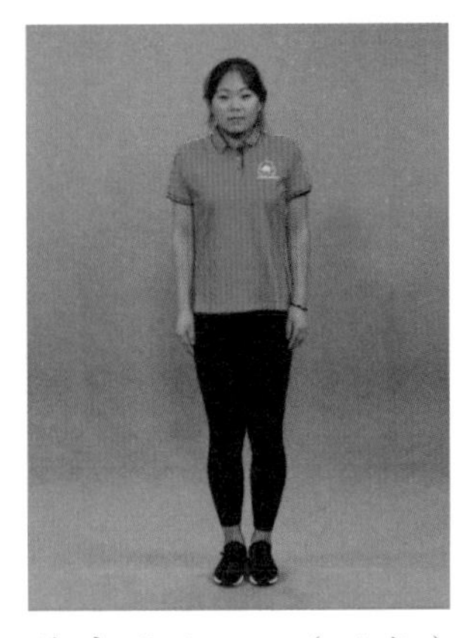

耸肩呼吸 1–1（吸气）

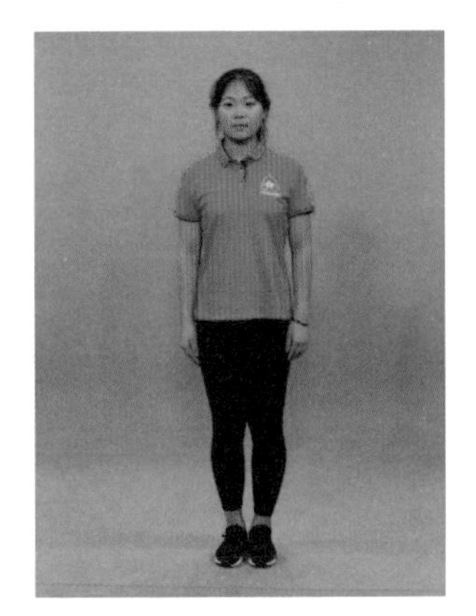

耸肩呼吸 1–2（呼气）

1. 吸气，同时双肩向上耸起，尽量靠近耳垂。

2. 呼气，同时双肩缓慢放下还原。

一呼一吸为一组，重复做 8 组。

第二节　云手

功效：有助于加强呼吸功能，促进肢体协调和镇静。

预备式：双脚分开自然站立，双手自然下垂。

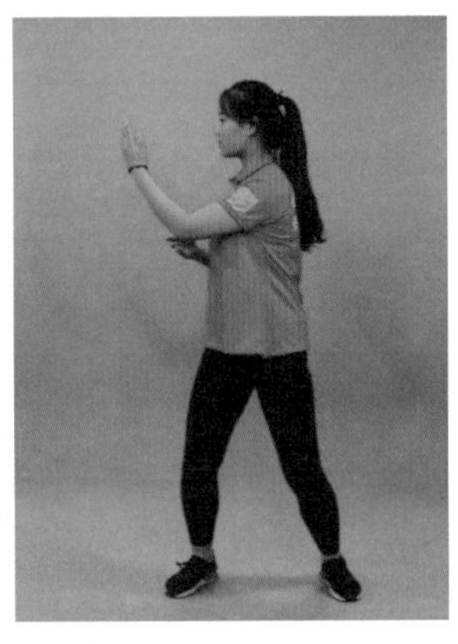

云手 2–1

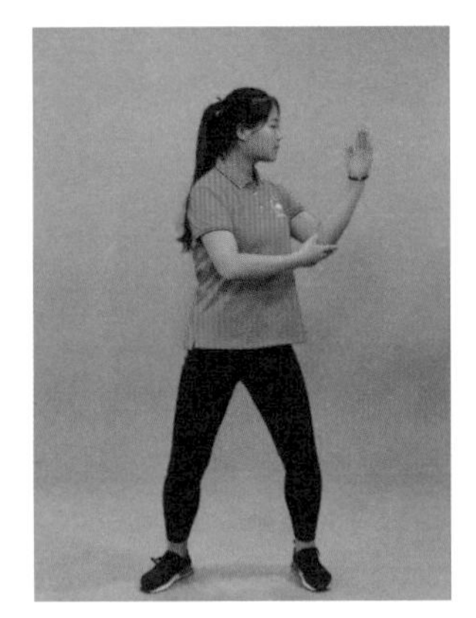

云手 2–2

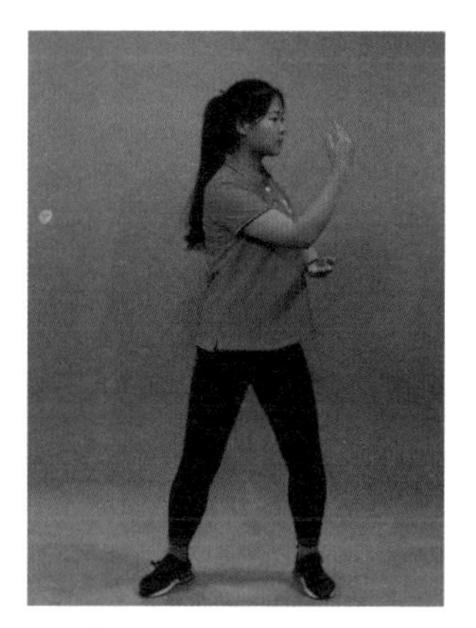

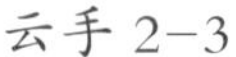
云手 2-3

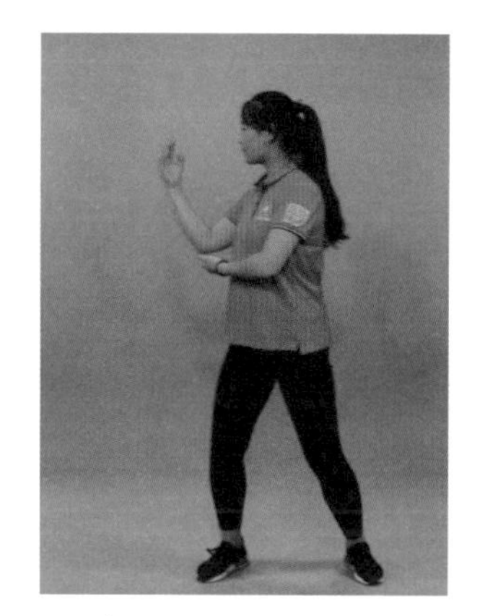

云手 2-4

1. 马步，身体向右旋转，左手立掌，在右胸前屈肘，左手心对自己的脸部，指尖不超过眉弓，右臂垂肩屈肘，右手心对左肘。

2. 身体缓慢向左旋转，双手向左做云手。

3. 换手，身体向左旋转，右手立掌，在左胸前屈肘，右手心对自己的脸部，指尖不超过眉弓，左臂垂肩屈肘，左手心对右肘。

4. 向右云手，身体缓慢向右旋转，双手向右做云手，然后换手。

重复做 4 组，然后还原成预备式。

第三节　单举呼吸（4×8 拍）

功效：有助于肌肉牵伸训练，加强呼吸功能。

预备式：双脚分开自然站立，双手指尖相对，手心向上放于腹前，和脐中平对。

1. 左手屈肘，胸前翻掌，手心向上伸肘，举于头顶上，右手体侧伸肘，指尖向前，手心向下压，同时吸气。

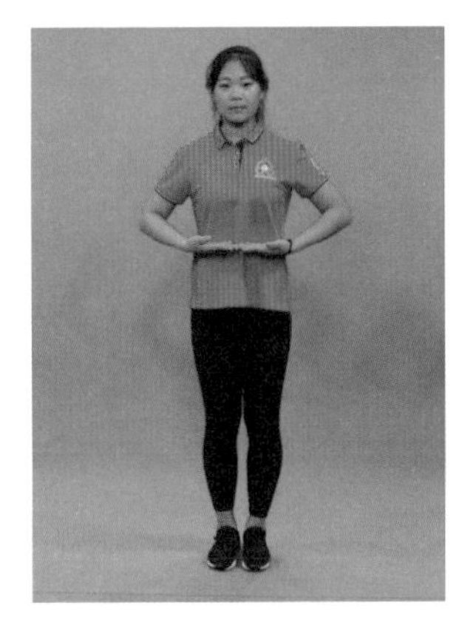
单举呼吸 3–0（预备）

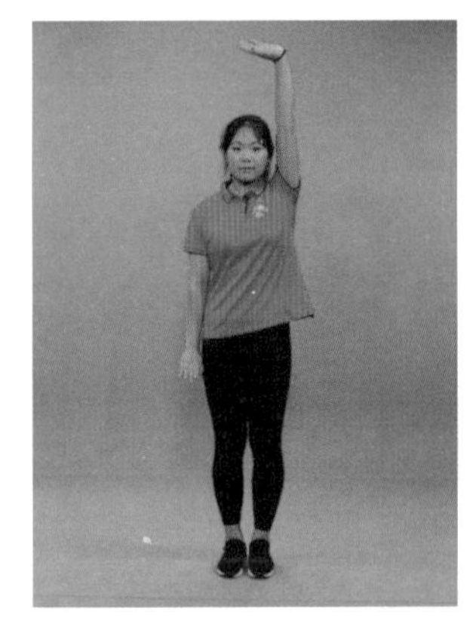
单举呼吸 3–1（吸气）

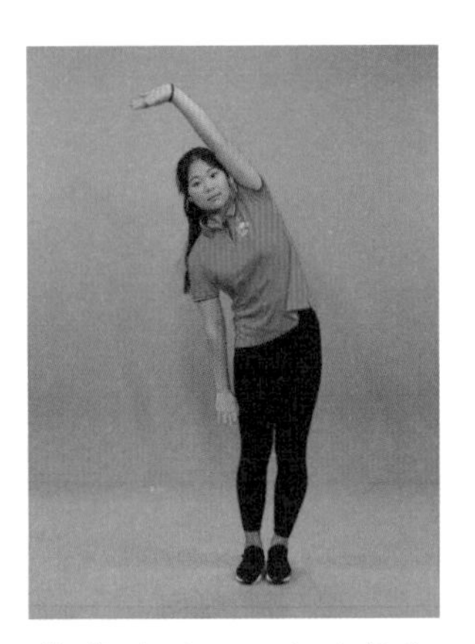
单举呼吸 3–2（呼气）

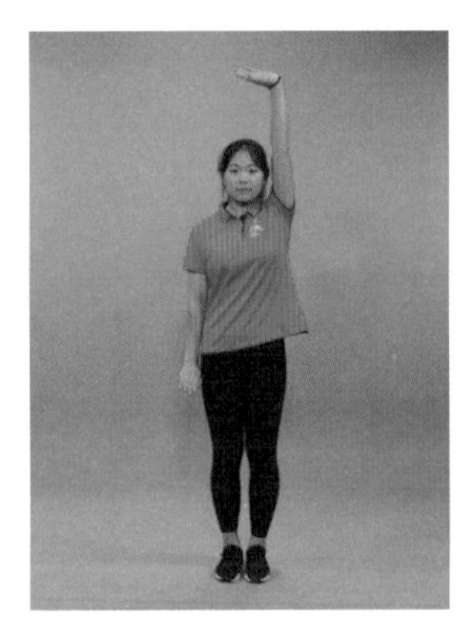
单举呼吸 3–3（吸气）

2. 保持姿势不变，同时上身右倾，右手继续下压，呼气。

3. 上身回正，左手再次上举，同时吸气。

4. 还原成预备式。

5 ~ 8 拍同 1 ~ 4 拍，但左右肢体动作相反。（右手上举，左手下压）

重复做 4 组。

第四节　弓步抡锤（4×8拍）

功效：有助于活动肩胛骨、加强呼吸功能、放松肌肉。

预备式：双脚分开自然站立，双手自然下垂。

1. 左脚向前迈步，同时双手握拳胸前平举，拳眼向下，拳心相对。

2. 左膝屈曲成弓步，左拳保持前举，右拳下落体侧后方。

3. 右拳自右体侧后方，翻转拳心向上，同时抡右臂，以右拳击向左拳。

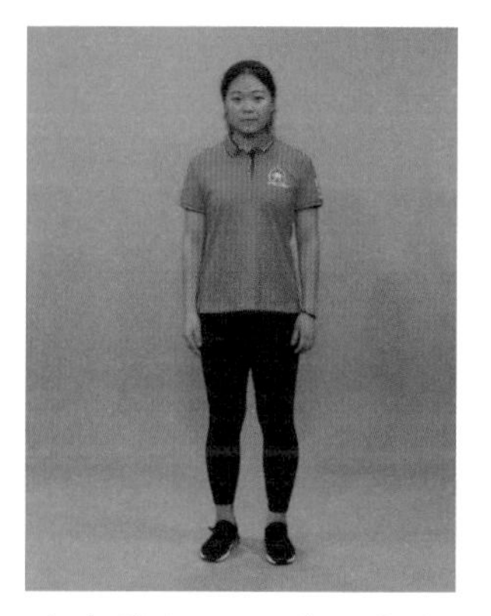

弓步抡锤4-0（预备）

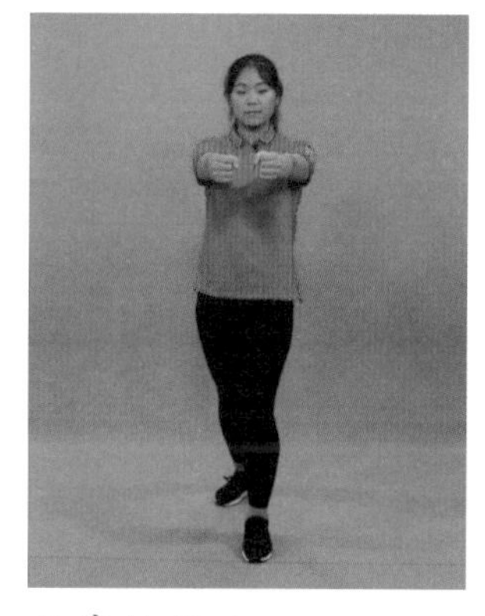

弓步抡锤4-1

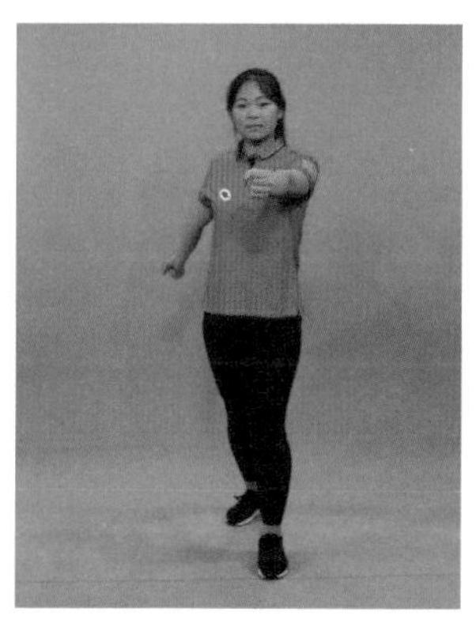

弓步抡锤4-2

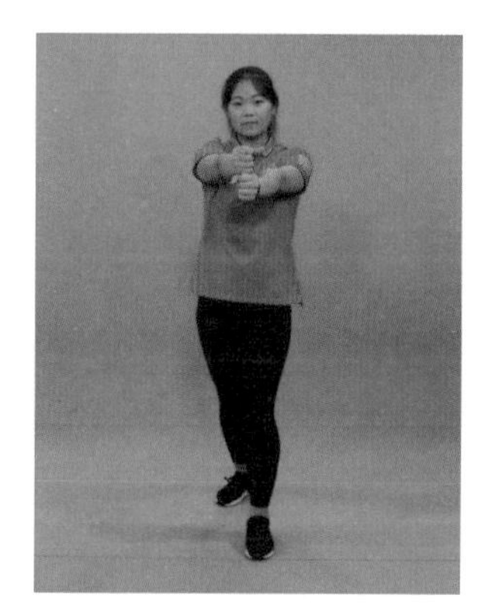

弓步抡锤4-3

4. 还原成预备式。

5 ~ 8 拍同 1 ~ 4 拍，但左右肢体动作相反。（右脚向前迈步，以左拳击向右拳）

重复做 4 组。

第五节　转体呼吸（4×8 拍）

功效：有助于增强心肺功能，牵伸放松腰部肌肉，促进全身的运动协调。

预备式：双脚分开自然站立，双手自然下垂。

1. 左脚向左侧迈步，双手侧平举稍高于肩膀，同时吸气。

2. 身体前倾左转，左手向上，眼看左手，右手尽量触摸左脚（或左腿），同时呼气。

3. 上身回正，双手侧平举，同时吸气。

4. 还原成预备式，同时自然吸气。

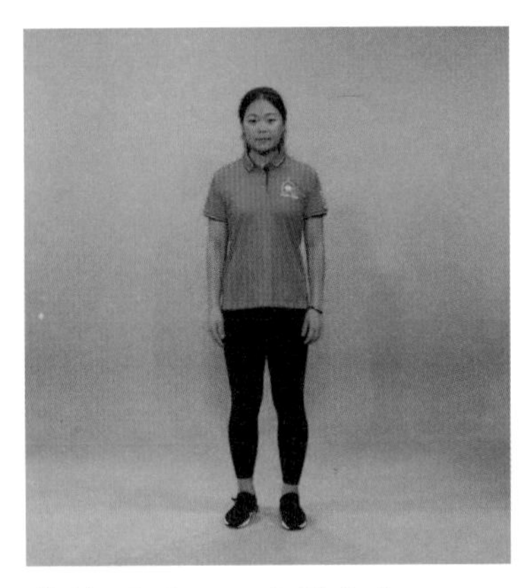

转体呼吸 5-0（预备）

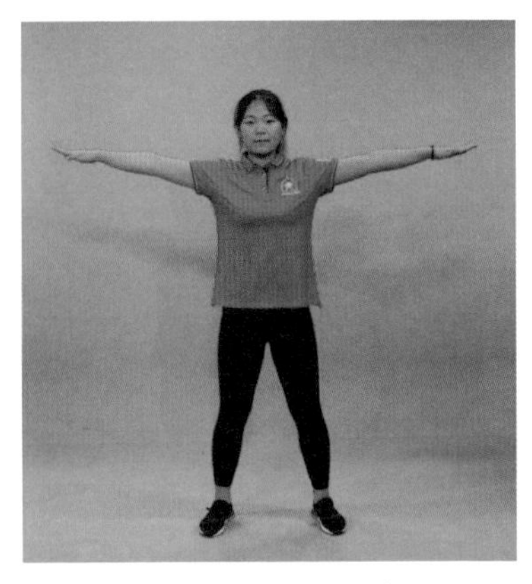

转体呼吸 5-1（吸气）

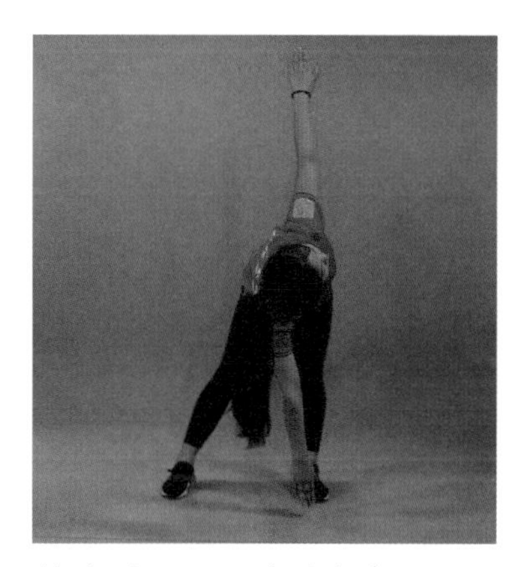

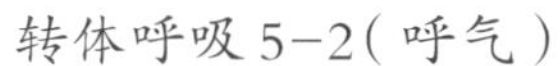

转体呼吸 5-2（呼气）

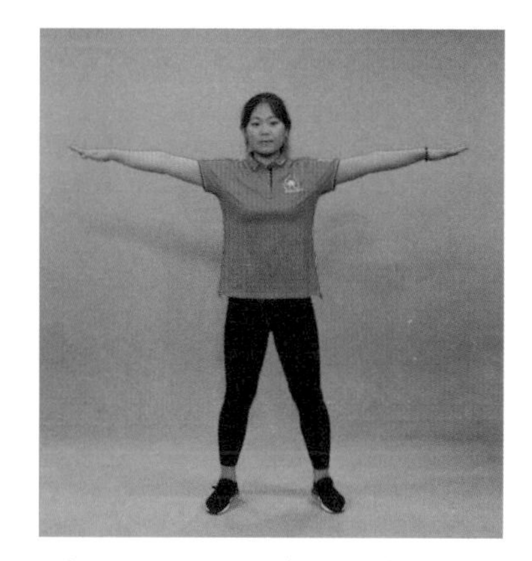

转体呼吸 5-3（吸气）

5 ~ 8 拍同 1 ~ 4 拍，但左右肢体动作相反。（右脚迈向右侧，左手尽量触摸右脚）

重复做 4 组。

第六节　蹲起运动

功效：有助于全身肌肉的牵伸放松并加强呼吸功能。

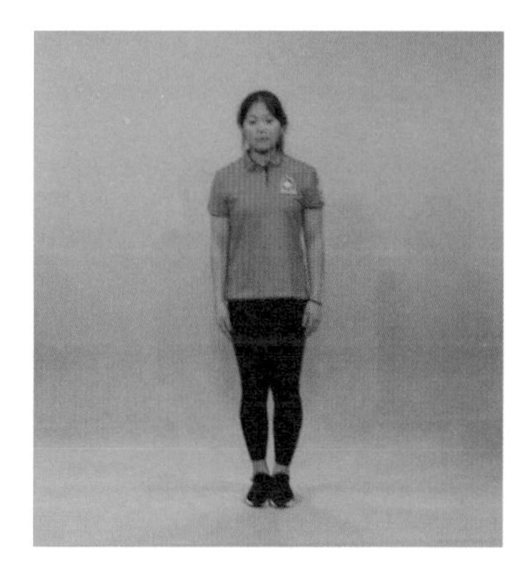

蹲起运动 6-0（预备）

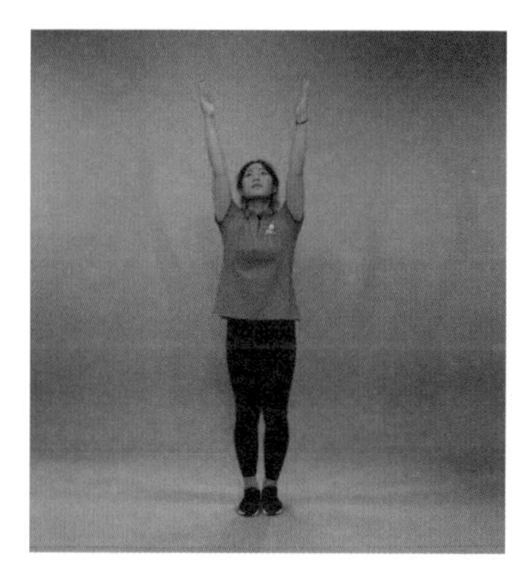

蹲起运动 6-1

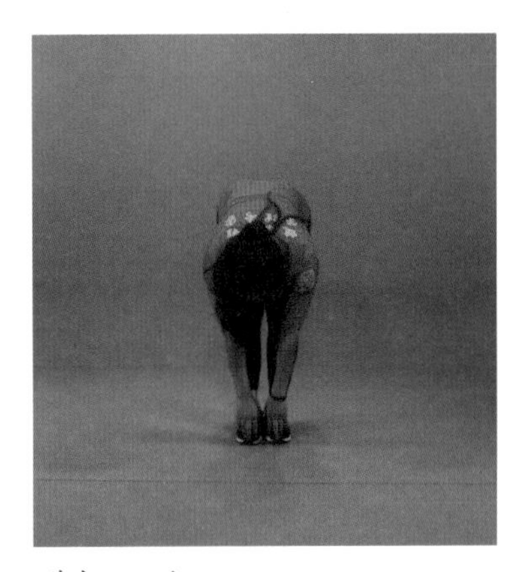
蹲起运动 6-2

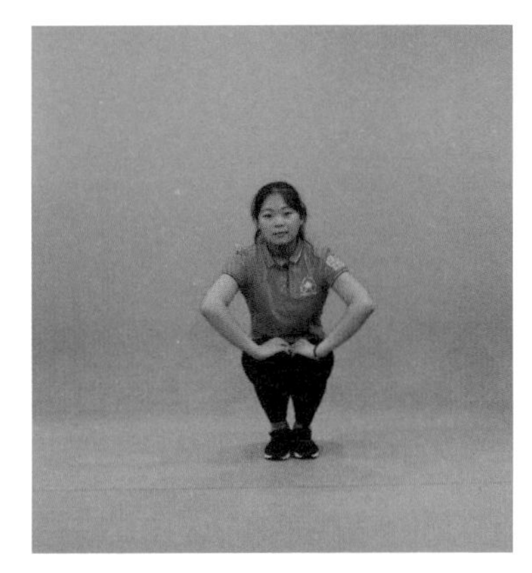
蹲起运动 6-3

预备式：立正，双手自然下垂。

1. 双手手心相对举过头顶。

2. 身体前倾弯腰，双手同时向前下落，尽量触摸双脚（或双腿）。

3. 双手扶膝下蹲。

4. 还原成预备式。

重复做 4 组。

第七节　托天呼吸（4×8 拍）

功效：有助于活动肩胛骨，增强全身协调控制能力。

预备式：双脚分开自然站立，双手自然下垂。

1. 左脚向前方迈步，重心前移，右脚跟提起，右脚尖点地，同时双手举过头顶，成托天状，指尖向上，手心相对，抬头眼看双手，做吸气。

2. 双手下落至胸前平举，手心向下，重心不变在左脚，同时呼气。

3. 重心和左手姿势不变，右手举过头顶，身体略向右转，眼看右手，同时吸气。

4. 还原成预备式。

5 ~ 8 拍同 1 ~ 4 拍，但左右肢体动作相反。（右脚向前迈步，左手举过头顶）

重复做 4 组。

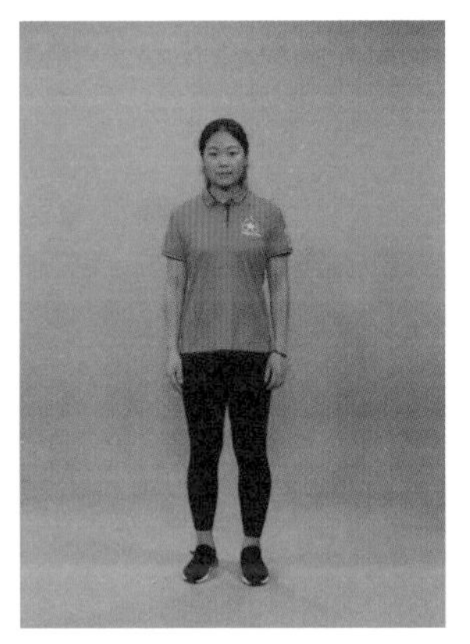
托天呼吸 7–0（预备）

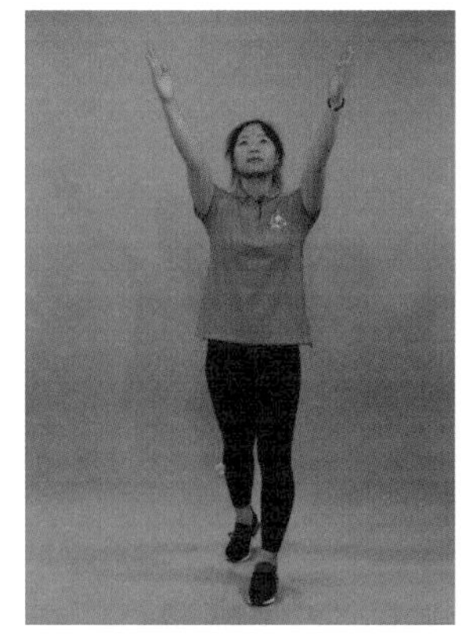
托天呼吸 7–1（吸气）

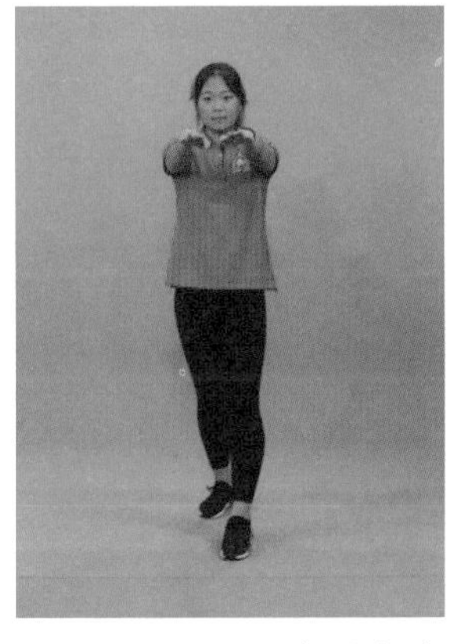
托天呼吸 7–2（呼气）

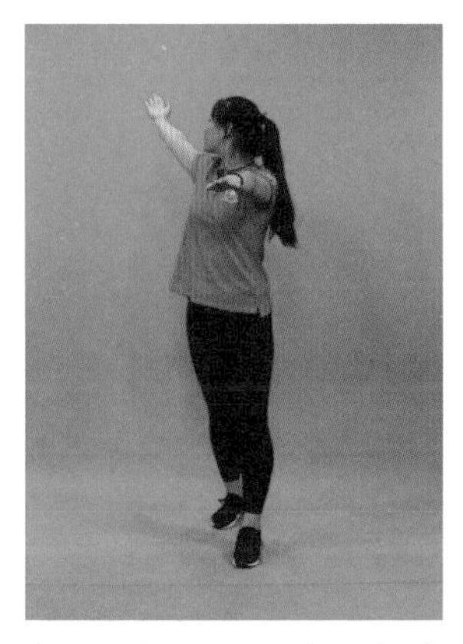
托天呼吸 7–3（吸气）

第八节　甩手拍打（4×8拍）

功效：有助于充分放松全身肌肉，调整呼吸频率。

预备式：双脚分开自然站立，双手自然下垂。

1. 上体左转，右手拍左胸，左手拍右背。
2. 上体右转，左手拍右胸，右手拍左背。

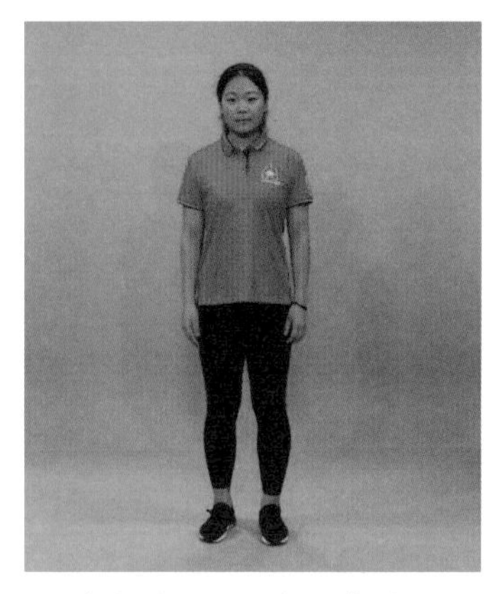

甩手拍打 8-0（预备）

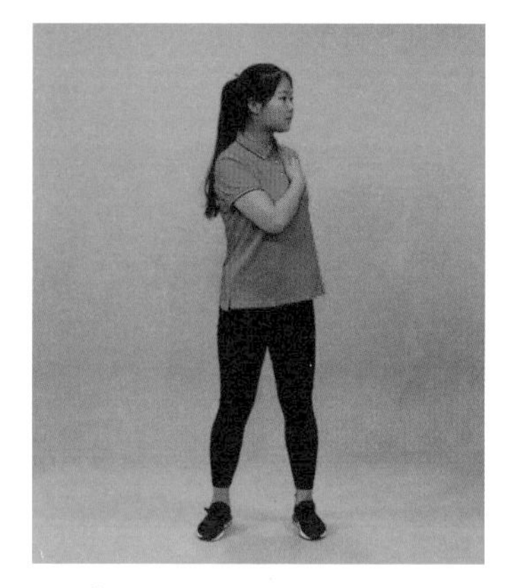

甩手拍打 8-1

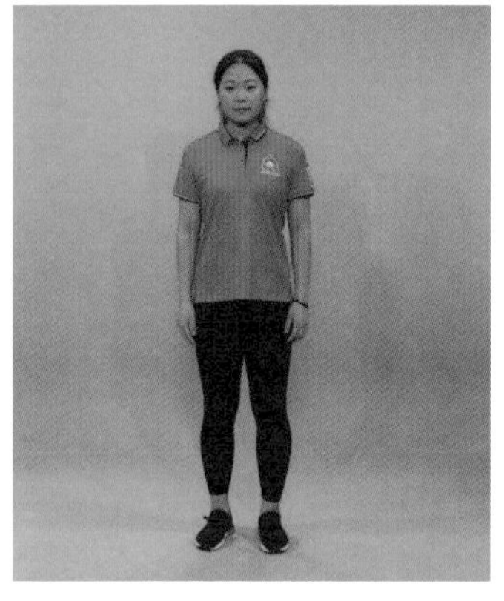

甩手拍打 8-1-1（过渡动作）

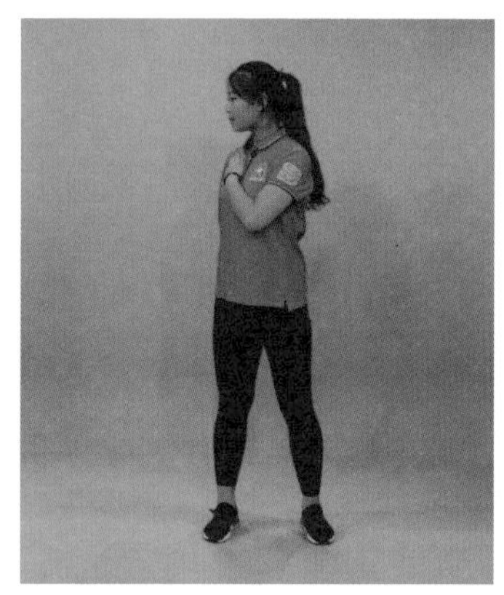

甩手拍打 8-2

第 3 拍与第 1 拍相同，第 4 拍与第 2 拍相同。

5~8 拍的动作与 1~4 拍相同。

重复做 4 组。

第九节 压腹呼吸（4×8 拍）

功效：有助于完全舒张与收缩胸廓，充分地打开胸廓吸气与呼气，达到增强肺功能的效果。

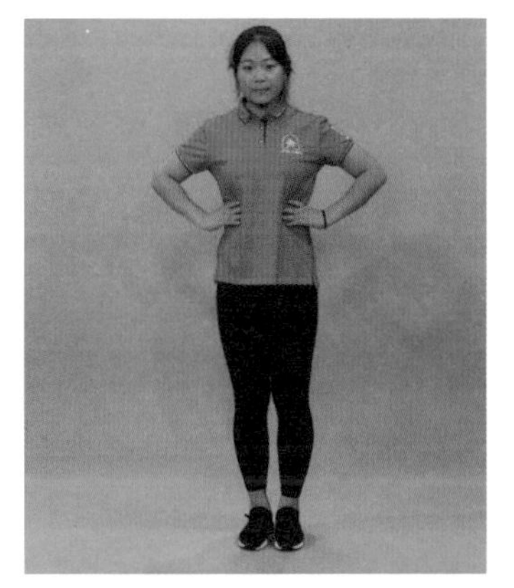

压腹呼吸 9–0（预备）

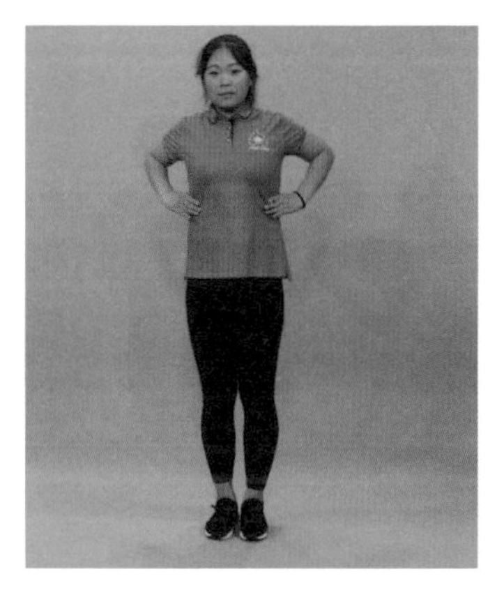

压腹呼吸 9–1（吸气）

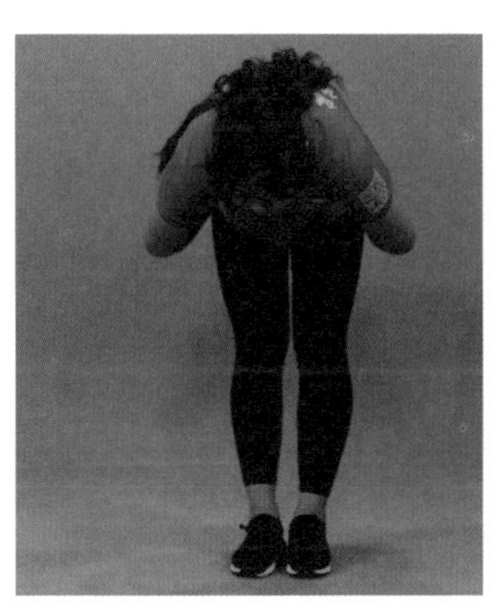

压腹呼吸 9–2（呼气）

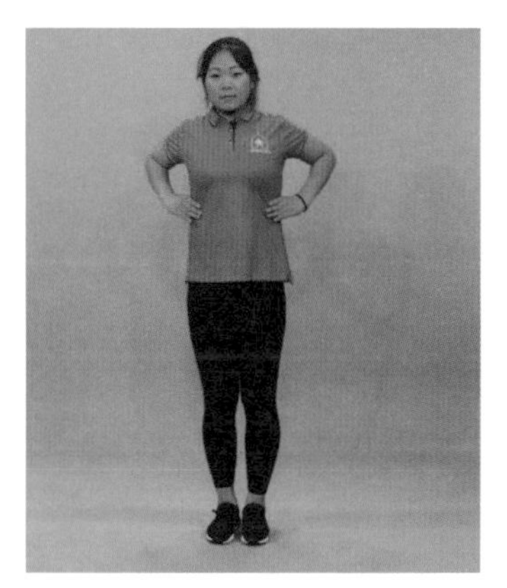

压腹呼吸 9–3（吸气）

预备式：双手虎口放于下胸廓两侧，双脚分开，自然站立。

1. 吸气，同时双侧下胸廓向外张开，并将双手向外推展。

2. 呼气，同时双手向下按压腹部并内收。

3. 吸气，同时双侧下胸廓向外张开，并将双手向外推展。

4. 还原成预备式，自然呼吸。

5~8 拍的动作和 1~4 拍一样。

重复做 4 组。

第十节　放松运动（4×8 拍）

功效：有助于调整呼吸、放松全身。

预备式：双手叉腰，立正站好。

1~4 拍，连续 4 次提踵一放下。

第 5 拍时，右脚支撑，左脚放松前踢。

第 6 拍时，右脚支撑，左脚收回还原。

第 7 拍时，左脚支撑，右脚放松前踢。

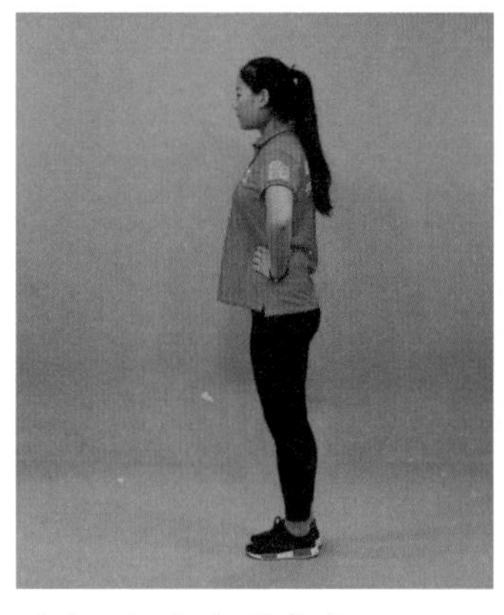

放松运动（预备）

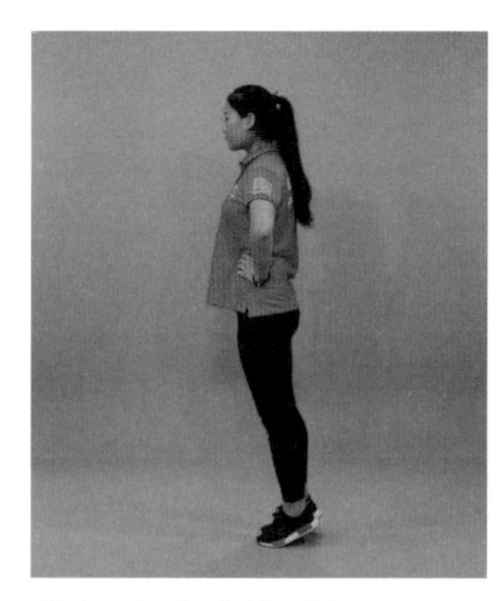

放松运动（提踵）

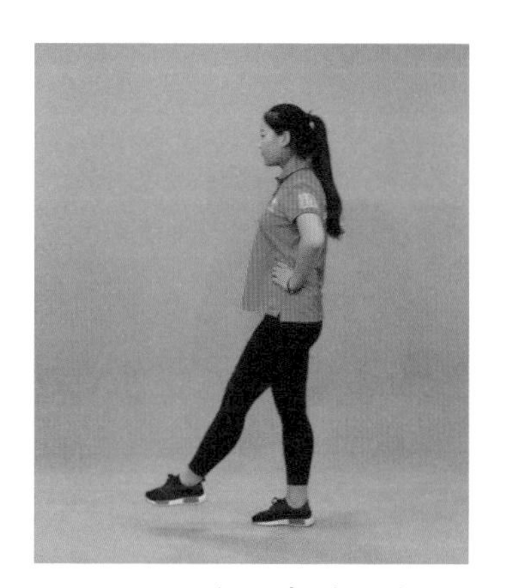

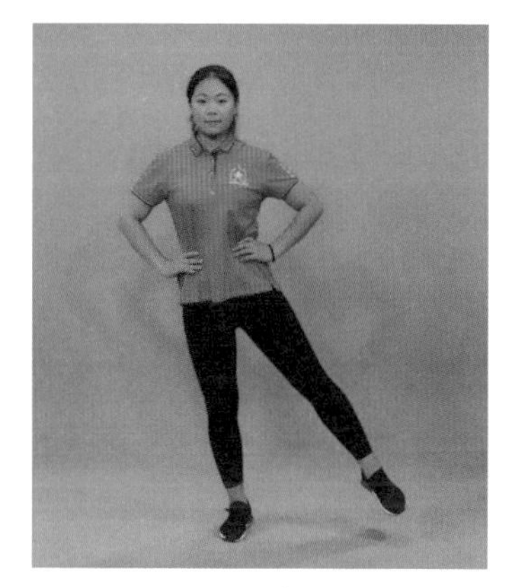

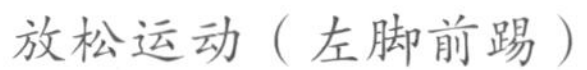

放松运动（左脚前踢）

放松运动（左脚侧摆）

第 8 拍时，左脚支撑，右脚收回还原。

第二个 1~4 拍，连续 4 次提踵—放下。

第 5 拍时，右脚支撑，左脚放松向左侧上方摆动。

第 6 拍时，手脚均向中线放松收回。

第 7 拍时，左脚支撑，右脚放松向右侧上方摆动。

第 8 拍时，手脚均向中线放松收回。

以上动作重复做 2 组。

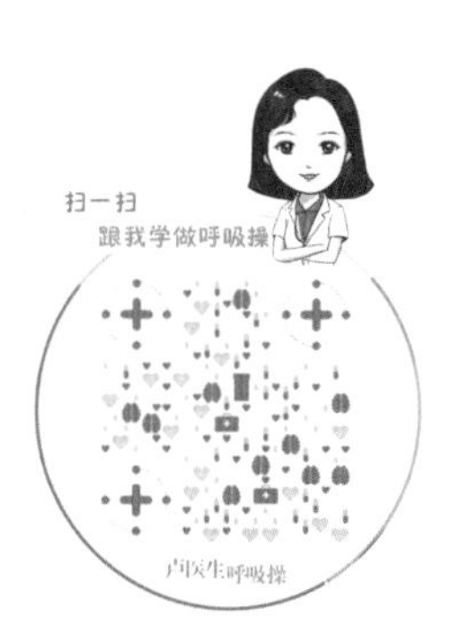

附录三：肺爱之歌

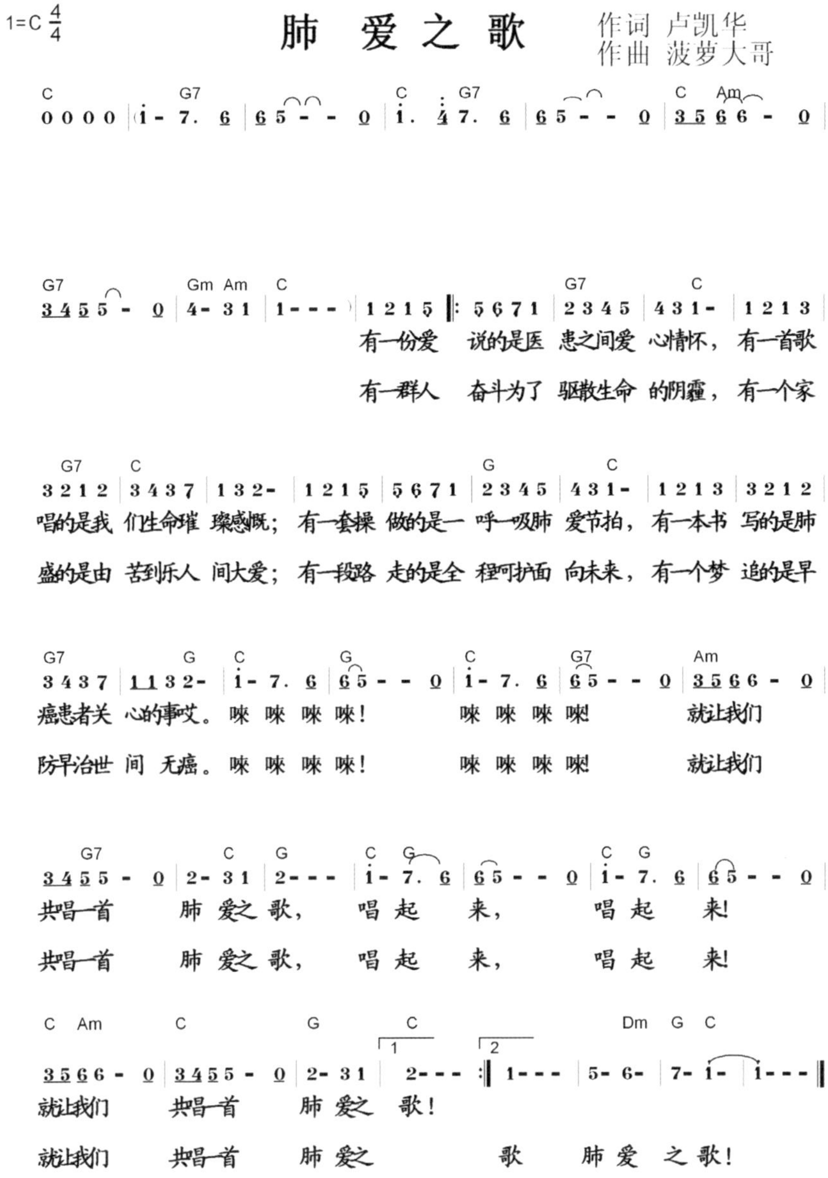

1=C 4/4

肺 爱 之 歌

作词 卢凯华
作曲 菠萝大哥

C G7 C G7 C Am
0 0 0 0 | 1̇ - 7. 6 | 6 5 - - 0 | 1̇. 4 7. 6 | 6 5 - - 0 | 3 5 6 6 - 0 |

G7 Gm Am C G7 C
3 4 5 5 - 0 | 4 - 3 1 | 1 - - - | 1 2 1 5 ‖: 5 6 7 1 | 2 3 4 5 | 4 3 1 - | 1 2 1 3 |

有一份爱 说的是医 患之间爱 心情怀，有一首歌

有一群人 奋斗为了 驱散生命 的阴霾，有一个家

G7 C G C
3 2 1 2 | 3 4 3 7 | 1 3 2 - | 1 2 1 5 | 5 6 7 1 | 2 3 4 5 | 4 3 1 - | 1 2 1 3 | 3 2 1 2 |

唱的是我 们生命璀 璨感慨；有一套操 做的是一 呼一吸肺 爱节拍，有一本书 写的是肺

盛的是由 苦到乐人 间大爱；有一段路 走的是全 程呵护面 向未来，有一个梦 追的是早

G7 G C G C G7 Am
3 4 3 7 | 1 1 3 2 - | 1̇ - 7. 6 | 6 5 - - 0 | 1̇ - 7. 6 | 6 5 - - 0 | 3 5 6 6 - 0 |

癌患者关 心的事哎。 �

防早治世 间 无癌。 唻 唻 唻 唻！ 唻 唻 唻 唻！ 就让我们

G7 C G C G C G
3 4 5 5 - 0 | 2 - 3 1 | 2 - - - | 1̇ - 7. 6 | 6 5 - - 0 | 1̇ - 7. 6 | 6 5 - - 0 |

共唱一首 肺 爱之 歌， 唱 起 来， 唱 起 来！

共唱一首 肺 爱之 歌， 唱 起 来， 唱 起 来！

C Am C G C Dm G C
3 5 6 6 - 0 | 3 4 5 5 - 0 | 2 - 3 1 | [1. 2 - - - :‖ [2. 1 - - - | 5 - 6 - | 7 - 1̇ - | 1̇ - - - ‖

就让我们 共唱一首 肺 爱之 歌！

就让我们 共唱一首 肺 爱之 歌 肺 爱 之 歌！

扫一扫：听肺爱之歌

后记

postscript

愿人间有爱，世间无癌。

从“卢医生肺爱之家”成立伊始，这就是我们的终极目标。

作为一名医者，特鲁多医生是我们的楷模，“有时是治愈，常常去帮助，总是去安慰”是践行全程管理的先驱。作为一名肿瘤科医生，敬畏生命，全程呵护，在患者“带瘤生存”的漫漫长路上，陪伴他们面对肿瘤，帮助他们清除病症，支撑他们重拾生活的勇气，尽我所能帮助更多的人缓解和治愈病痛，是我愿意用毕生的精力去做的事情。

“卢医生肺爱之家”成立 5 年来，我们成功利用互联网新媒体技术创建了全新意义的患者全程管理平台，打破时空限制，实现了多学科专家团队与全国肺癌患者线上线下的无缝对接，创新实践了“卢医生肺爱之家”四个维度的全程管理，帮助了4000余名肺癌患者以及他们的家庭，为他们制定了个体化、精准化诊疗方案，并实施了多维度全程管理。

一路走来，风雨兼程，我们得到了广大患者朋友的认可，得到了江苏省人民医院各级领导以及全省、全国范围内的专家同道的支持，尤其是“卢医生肺爱之家”医学专家团队和志愿者团队的无私帮助。同时，我们也得到南京市雨花台区卫健委、民政局等有关部门和包括各大媒体在内的社会各界朋友们的大力支持。在此深表感谢！最后，我把最深切的谢意献给我们的志愿者策划团队以及专业健康平台“小芳健康网”团队，可以说，没有你们就没有“卢医生肺爱之家”的今天，我代表“卢医生肺爱之家”大家庭感谢你们！

本书在策划、撰写、审稿过程中，得到了很多朋友的帮助。由于各种原因，本书存在一定的不足，我们将会在今后的编撰中加以修正。

不忘初心，砥砺前行！感谢大家一路陪伴！

卢凯华